6

漢方読みの漢方知らず

西洋医が見た中国の伝統薬

吉田荘人 著

DOJIN SENSHO

まえがき

「論語読みの論語知らず」という言葉がある。書物に書いてある理屈はわかっていても、そのことが表している本当の内容をわかっていないために、実行することができないことをいう。漢方が注目されている昨今、それを処方できる立場の者として、疑問に思うことが多い。そこで、この言葉をもじって、私は「漢方読みの漢方知らず」と自称している。

一九七六年、漢方エキス製剤が健康保険に適用されて以来、私は患者に処方したことがない。薬ならば西洋医薬で十分間に合っているし、西洋医に徹しているからである。ただ、他医からの紹介患者や、同じ施設の医者がすでに漢方薬を投与しているときに限り、やむなく処方する。

患者には、二週間服用しても効果がない場合、ほかの薬に切り替えるよう勧める。同時に、漢方エキス製剤の副作用についてもくわしく説明する。そこで納得してくれる人もいるが、理屈抜きの漢方薬信奉者はとても多く、説得に骨が折れる。

一方、西洋医薬もすべてがすぐれているわけではない。かつてアメリカ医師会薬物委員会の会員であったゴーシェン氏は、医者が処方する薬の約三分の二ないし四分の三、大衆薬の九五％は気休め投薬と推定している。

日常診療において、効能書きどおりの薬効がみられない薬をよく経験するので、この推定は納得できる。開発から臨床まで科学の目がきちんと入った西洋医薬でさえ、頼りにならない薬がこれだけあるのだ。まして、科学的な分析も十分でなく二重盲検法という薬の有効性を試す試験も行われていない漢方エキス製剤では、どれほどの薬効が期待できるかはなはだ疑わしい。

薬は両刃の剣といわれ、よく効く薬ほど副作用が強い。抗菌薬（抗生物質と合成抗菌薬を含む）やステロイドなど、切れ味は鋭いが、投与の仕方によっては毒にもなってしまう。だからこそ投薬には細心の注意が必要なはずだ。しかし現実はどうだろうか。

長年診療に携わっていると、一部の同僚の過剰投薬が気になって仕方ない。本書では、そんな現代医療への疑問を軸に、これまで温めておいた資料や、最近経験した症例を加えて文章を構成した。貴重な臨床例やさまざまな逸話を盛り込むことができたのが、本書の特徴といえる。第7章で例に挙げたN嬢の場合（西洋医薬と漢方薬の併用により意識を喪失した）、家族の要望に応えて取りあげたが、このような例はいくらでもある。

一般の人は、巷に氾濫する誇大な広告や出版物につられ、店頭や個人輸入といった手段で手軽に漢方薬や健康食品などを入手できる。第3章で述べるが、一種の健康ブームにはやされ、漢方薬や健康食品が乱用されるようになり、健康被害が多発する結果を招くことになった。

一例を挙げよう。六五歳の婦人が全身倦怠感、食欲不振を訴えて受診した。臨床検査を行い、肝機能障害を確認した。問診の結果、患者はチラシを見て、受診の二年前からウコンを飲んでいたことがわかった。肝臓によいという触れ込みに誘われて飲んでみたものの、逆に肝臓を損ねてしまった。いったいどういうことなのだろうか。この婦人は高血圧症や変形性膝関節症などの疾患で、複数の医者にかかっており、漢方薬も投与されていた。漢方薬とウコンの相互作用により、このような事態となったのである。

「生薬配合」、「漢方の力」などというキャッチフレーズが飛び交い、化学合成ではなく自然のものからつくられる製品がもてはやされる時代。漢方薬も健康食品や栄養補助食品と同じく空前のブームを迎えている。以前は不治の病への神頼み、滋養強壮という、どちらかというと消極的なイメージだったが、今や人びとはもっと積極的に漢方薬に手を出しているのではないだろうか。問題なのは、漢方薬には副作用がない、と一般の人が思い込んでいることである。西洋医薬の副作用に対する独断と偏見が生んだ漢方薬称賛の声は、ある時期から数多く聞かれるようになった。私はこの風潮に疑問を投げ掛け、一般の読者を対象に本書をまとめた。薬の副作用についての正しい認識と、漢方薬の在り方についての参考になればと願ってやまない。

漢方読みの漢方知らず　目次

第1章

当世漢方事情——漢方のなにが問題か？

漢方とは、日本における中国伝統医学の総称である。そもそも江戸中期、日本にもたらされた西洋医学（蘭方）と対比するため、在来の医学をこう呼ぶようになった。その名のとおり〝漢に起源をもつ医学〟という意味で、中国古来の医学をもとに、江戸時代、日本で独自の発展をして今日にいたる。意外に知られていないが、現在、中国で行われている医療とは別物である。

漢方といえば漢方薬。薬草を煎じて服用すれば、イコール漢方薬だと思っている人が多い。しかし、ただ単に薬草（たいてい一種類）を煎じて飲むのは民間療法。同じような薬草を用いていても、患者の証《しょう》（自覚症状や外見からわかる症状など処方を決定する根拠）に従って医者が投与する。それが漢方薬である。医師の処方に基づき調合されるため、漢方薬は二種類以上の生薬を症状に応じて組み合わせ使うことが多い。生薬とは動植物や鉱物を原料とし、そのままあるいは簡単な加工を施して薬品としたものである。

もともと正しい漢方治療とは、調合された漢方薬を煎じたものを服用する湯液治療である。しかし日本では、ほとんど漢方エキス製剤が用いられている。漢方エキス製剤とは、漢方薬の有効成分を水やアルコール、エーテルなどに浸して抽出し、濃縮したものである。

漢方医学の適切な運用には、その基礎知識と技術の修得が必要である。漢方エキス製剤には多種多様な生薬が混合され、生薬に含まれる成分も多岐にわたる。そのため、薬効の評価や副作用の出現の原因を明らかにすることが難しい場合が多い。つまり、どこにどのような作用機序で有効に働くのかが実証されておらず、その効き目は漠然としたものである。

西洋医学の伝入前、日本では薬草を用いた治療が医療の主流であった。しかし、西洋医学の登場により、化学薬品が薬草に取って代わった。西洋医薬は、成分の構造式や組成、作用機序がわかっているので、化学合成やバイオテクノロジーにより製造することができる。

本章では、まず日本の漢方の成り立ちや、現在の漢方の立場に触れ、内在している問題点を浮き彫りにしていこう。

伝統医薬には、それなりのよさがあるかもしれないが、古ければすべてがよいものではない。古くてもよいものは存続させ、よくないものを淘汰するべきである。だが、漢方薬は万能と思っている人もまだいるようだ。

一　漢方の今

病院では漢方薬はあまり使われていないという実態

明治以来、西洋医学が主流の（というより西洋医学しか認めない）日本では、漢方医学が衰え、漢方医というものは存在しなくなった。ごく一部の熱心な医者が、漢方薬を称揚しているにもかかわらず、普及にはほど遠い。

一九七六年、漢方エキス製剤が健康保険に適用された。それから三〇年以上になるが、医療薬のうち漢方薬の占める割合は、総医薬費の一・二二%にすぎない。この割合は、医者が漢方の証に従って処方したものだけではなく、漢方をよく理解しないまま効能書きをかたわらに出されたものも含む。

私の知人が何人か製薬企業の漢方薬研修会に加わっているが、漢方薬を処方していない者が何人もいる。そのわけを聞くと、「処方する機会がないから」、「漢方薬がなくても診療に不都合を来さないから」という。

また、漢方薬を処方している何人かの友人に尋ねてみたところ、患者がほしがるから出しただけで、自主的に投薬したのではないという。民間の漢方支持にもかかわらず、医者の側はそれほど漢方を必要としてはいない。医者が漢方医学教育を受ける機会がほとんどないことも、無理解に拍車を掛ける。

漢方薬は血液透析患者にも使用されている。血圧上昇、浮腫、筋力低下などの副作用が生じるので危険であるにもかかわらずである。患者にせがまれて投与する場合と、医者が効能書きに基づいて投与する場合があるのだが、いずれにしても、慎重に対処するべきである。

以前勤めていたF病院では、薬局に数品目の漢方薬を備えていた。血液透析患者や、不定愁訴(特定の病としてまとめられない漠然とした体の不調の訴え)の患者に漢方薬を投与していた。ここの医者も証に従っていないので、よく副作用がみられた。

国立循環器病センターでは、薬局に漢方エキス製剤を置かない。他院からの紹介患者の場合、その患者の内服している漢方エキス製剤にかぎっては、取り寄せて投与してもよいことになっている。循環器疾患は、そもそも漢方エキス製剤を必要としないからである。漢方エキス製剤をまったく置かない病院は、ほかにもかなりある。

いくつかの一般的な病院を調べてみたところ、いずれも葛根湯《かっこんとう》など数品目しか用意されていない。ただ、たまたま漢方に熱心な医者がいると、採用品目も増えてくるのが現状である。

以前私は、一、五〇〇床を擁する病院に勤めていた。そこの薬局では、漢方薬を一品目のみ備えていたが、三十数名の医者のうち、使うのはただ一人。しかもまれにしか処方しないので、在庫はほこりをかぶっていた。

このように、病院についていえば漢方エキス製剤はよく使われているという触れ込みは、事実ではない。

日本にもたらされた中医学——漢方の成り立ち

中国と日本との往来が始まったのは後漢の時代である。以後、三国、西晋、東晋、南北朝時代を経ても交流は絶えなかった。五六二年に呉の知聡《ちそう》が、『甲乙経』など各種の医書百六十余巻を携えて、日本に帰化した。これが、日本へ中国の伝統医学、すなわち中医学がもたらされた始まりである。

六〇七年、推古天皇は小野妹子を遣隋使として派遣した。その際同行した者のなかに薬師《くすし》の恵日《えにち》と倭漢直《やまとのあやのあたい》（古代、大和地方南部にいた渡来人系氏族）の福因《ふくいん》らがいた。彼らは隋で医学を学び、一五年後に帰国した。彼らが伝えた巣元方《そうげんほう》の『諸病源候論《しょびょうげんこうろん》』などの医書は、必読の経典となった。

恵日はその後さらに二回、遣唐使として中国へ渡った。この活躍によって、張仲景《ちょうちゅうけい》（中国後漢時代の医師、後述）らの著書が大量に流入し、日本では唐の医学が、それまでの朝鮮医学に取って代わった。

続く宋、金、元の時代は中国と日本との文化交流が低調であったが、民間の貿易や僧侶の往来は盛んで、新しい医学交流を実現した。一〇四一年、北宋の恵清《けいせい》が、九州へ渡って医業を営んだ。同じ年に藤原清賢が命を受け、眼の治療法を求めて北京へ渡った。

明の時代になると、一四五二年、僧月湖《げっこ》が留学して銭塘《せんとう》（中国、浙江《せっこう》省の北西部）に学び、『全九集《ぜんくしゅう》』、『済陰方《さいいんほう》』を著した。一四八六年には田代三喜《たしろさんき》が留学して月湖を師と仰ぎ、李朱医学（中国、金元時代興隆を極めた医学）を学んだ。三喜は一二年を経て帰朝し、室町時代の中期に初めて日本で李朱医学を提唱した。だが、三喜の住居が古河（茨城県）の僻地で、政治や文化の中心地である京都から遠かったため、普及するにはいたらなかった。

一五三一年、曲直瀬道三《まなせどうさん》が三喜のもとに入門した。十余年間学んだのち、一五四五年、京都に啓迪院《けいてきいん》を建てて門人を育て、李朱医学を広めた。道三は織田信長など諸将の信任を得たことでも有名である。

古林見宜《ふるばやしけんぎ》は、同門の堀正意とともに嵯峨に学舎を創設して三、〇〇〇人の門人を集め、明の李梴《りてん》の『医学入門』を講義に取り入れ広く流伝させた。この学派は後世派《ごせいは》（李朱医学に基づき、温補の薬を好んで使う）と称され、一八世紀半ばまで隆盛を極めた。

古方派の復古

一四九二年から八年間、坂浄運《さかじょううん》は明朝へ渡って医学を学び、『傷寒論《しょうかんろん》』を携えて帰朝した。そして張仲景の学説を広めた。永田徳本《ながたとくほん》は坂浄運の後を継承し、温補（温め補う治法。陰証のものは温め、虚証のものは補う）学説に反対する古方派のさきがけとなった。

その後、台頭した名古屋玄医《なごやげんい》は初め李朱医学を学んだが、明の喩嘉言《ゆかげん》の著書を読んで李朱医学を排斥し、『傷寒論』に基づく古方派を復古して後世派と対立した。古方派を復古させたのは、当時の医者が李朱医学を固守して温補の薬を使い、その弊害が著しいのに憤慨したためである。しかし、多くの医者は宋明諸家（宋代、明代の医家）の説に傾倒し、そこから離脱することができなかった。

宝永年間に入ると、後藤良山《ごとうごんざん》が名古屋玄医の後を継ぎ、宋明諸家の空論を排斥した。良山は「百病は、一気の留滞により生ずる」という一気留滞説を唱えた。一気とは元気で、宇宙間に一種精妙の勢力、すなわち気あり、その人体内に充塞するものを指して元気と称する。弟子の香川修徳《かがわしゅうとく》は師の学説を仰ぎ、古今の医書のなかでも『傷寒論』がもっとも重要で、『内経《だいけい》』や宋元以後の医書は取るに足らない、という儒医一本説を提唱した。

吉益東洞《よしますとうどう》は、後藤良山、香川修徳、山脇東洋《やまわきとうよう》らの論説に共鳴し、唐宋代以後の医書を排した。「いかなる病も一つの毒によって起こり、毒を取り除くことが万病を治す根本的な治療法である」と唱えた。その息子吉益南涯《なんがい》は、この万病一毒説をさらにくわしく説明して、気血水学説を唱えた。「毒には形はないが、毒に乗じてその証が表れる。気に乗じると気が変化し、血に乗じると血が変化し、水に乗じると水が変化する。病を起こすのは毒であるが、病むのは気血水の三物が原因である」と説いた。

気血水の三物は、人体構成の要素と考えられている。これは仮想的な病因論である。気は働きがあって形のないもの。血は血液を意味し、気とともに全身を巡り各組織に栄養を与える。水は血液以外の体液を指す。気血水は互いに連関しながらつねに流れており、一つだけの異常というものはない。したがって、治療はそれに対応して行うのが原則である。

古方派の考え方は一九世紀半ばまで栄え、中医学は日本化されていった。そして今日までの和漢医薬学の主流をなしている。

漢方とは何か——今に受け継がれる漢方の考え方

こうして発展していった漢方医学は、現在もそのままの形で行われている。漢方には独特の考え方が存在するので、ここでその基本をみておくことにしよう。

漢方では、病気を陰陽にわける。陰は病状が進み、体力が病気に負けてしまった状態で、陽は発病してまだ間がなく、病人自身がその病気に十分対抗できる力をもっている状態をいう。

さらに人間を体質によって、虚（虚証）と実（実証）の二通りにわける。病気にかかりやすい弱い人を虚といい、丈夫な人を実という。そして、これら陰と陽、虚と実によって使う薬を区別しているのである。この区別を誤って処方すると、副作用を起こすことがある。

漢方では、患者の体質に応じて異なる薬を与える。西洋医学の場合は、病理学に基づいて投薬するので、同じ疾患、同じ病名であれば同一の薬を用いる。ここに大きな違いがある。

漢方の診察は望診、聞診、問診、切診の四診で診断を行う。望診とは、肉眼で患者を診ることである。聞診は耳を通じて患者の声の調子を聞き、鼻を通じて体臭、排泄物、分泌物などのにおいをかぐ。問診は患者の既往症や症状を聴くことである。切診は、患者の体に直接触れて診察することで、脈診や腹診がこれにあたる。

それに対して、西洋医学では臨床検査から疾病の診断を行い、治療方針を決める。実際、西洋医学では科学に基づいた方法で視診、聴診、打診、触診、内診などをも行うので、漢方よりも的確な診断がつくといえる。

このように、漢方医学も、西洋医学も病に苦しむ人を救うという目標は同じであるが、途中の過程は同じではない。しかし、漢方薬は効かない割にその効き目が誇張されて伝えられる場合がある。一方、西洋医薬でも、よく効くものもあれば、効かないものもある。薬は疾病を完全に治すものではなく、人間のもっている自然治癒力を引き出すものである。

西洋医学により一変した日本の医療事情

西洋医学は、一六世紀初めの江戸時代に日本へ伝入した。当時はポルトガル、スペイン系の医学で、南蛮医学と称されていた。鎖国後はオランダからの蘭方医学となった。江戸幕府の末期、蘭方医学と漢方医学を折衷した医者も多くなってきた。しかし、明治八年と一六年の太政官布告により、漢方医は存続できなくなった。以来、日本の西洋医学は進歩をとげ、先進諸国と肩をならべて、最新医療を駆使できるまでに発展している。もしこの太政官布告がなければ、日本の医療はここまで進歩をとげたであろうか。

先に述べたように、漢方薬は健康保険診療における総医薬費のわずか一・二二％しか占めていない。驚かれる方もいるかもしれないが、漢方薬の信者が多いと思われている本場、中国や台湾でもこれは似たような事情である。たとえば台湾では、総医薬費の五％しか占めていないのだ。

こうしてみると、漢方薬がなくても治療に不都合を生じることはなさそうだ。後で述べるが、タイの伝統医学を例にとっても、世界の趨勢《すうせい》からも、伝統医学は凋落《ちょうらく》の一途をたどっている。しかし今、日本だけが、漢方医学教育を再開し始めている。いったいどういうことなのであろうか。

日本が世界にならぶ医療の発展をとげたのも、明治以来西洋医学しか認めなかった医療制度に負うところが大きい。しかし、二〇〇一年三月から大学の漢方教育を認めるようになった。もともと西洋医学だけでも学ぶことが多くて修得しきれないのに、負担が大きくなる。また、国策として中医と西洋医の割合を半数ずつと規定している中国でさえ、漢方薬の使用量は伸び悩んでいるというのに、漢方医学教育を行ったところで漢方薬の処方が増えるだろうか。漢方薬の使用を促すための漢方医学教育は、思惑に反して徒労に終わるのではないか。

二　大学の漢方医学教育――漢方の行方やいかに？

「和漢薬を概説できる」医者づくり

日本における漢方医学教育は、まだ本格化していない。一九九〇年代、和漢薬の講座をもつ学校は、富山医科薬科大学（現富山大学）と東京女子医科大学の二校だけであった。ほかに漢方医学の講義を行っている医学部や薬学部もいくつかあったが、いずれも系統的な教育がなされているわけではなかった。

二〇〇一年三月、文部科学省が医学教育モデル・コア・カリキュラムの教育内容ガイドラインを公表した。膨大な細目がならぶなかで、一行だけ「和漢薬（西洋医学に対して和漢の医方で用いられた薬物）を概説できる」と記されている。このたった一行の文言によって、各大学では急ぎ和漢薬教育を始めることとなった。その結果、全国八〇の大学医学部のなかで、漢方医学教育をまったく行っていないのは二校だけになった。

さらに、近い将来には医師国家試験の出題にも漢方を取り入れるということで、三、四年前からすべての医学部が和漢薬教育に乗り出した。

東洋医学教育についてのある調査によると、二〇〇六年度に、年間八コマ（一コマは約九〇分）以上を実施している七六校のうち、講座講義として行っているのは九校にすぎず、学部講義が六七校と大半を占めている。また、選択科目ではなく、必修科目としている大学が三分の二以上である。

各大学の講義の形式はまちまちである。二三校は薬理学講義のなかで一部、内科学講義のなかで一部という形を、五三大学は体系的な教育を行っている。すでに九校が臨床実習を実施しており、一七大学がFaculty Development（FD）を推進している。ＦＤとは、組織的な研究と研修のことである。

ＦＤ関連の取り組みとして、広島大学を例に挙げよう。

一つ目の取り組みは、学内で発足した広島和漢薬研究会を母体とした、定期的なセミナーの開催である。二〇〇四年七月から、漢方医学の普及とその教育に携わる人材の育成のため、学外から教員を招いている。

二つ目は、月一回の漢方自由講座である。これは二〇〇五年五月から開始され、漢方医学に興味をもつ学生や医療従事者が対象である。

漢方医学教育の工夫

各大学医学部では、漢方医学教育を始めたものの、担当教員の確保や養成が課題となっている。そこで、教育内容の充実、担当教員の育成、臨床実習の充実などに努めている大学を二校紹介しよう。

一九九六年六月、昭和大学病院では漢方処方の実態調査を実施した。それによると、学内臨床医学教員二二六名のうち、四〇%が東洋医学的診療を取り入れている。そのうちの一五%が証を把握して処方しているが、八五%は証に従っていない。

この調査を通じ、漢方医学を適切に行うことの必要性を感じた病院は、その対応について検討した。その結果、学内における教員養成などの七項目を重点課題としてかかげ、実現を目指した。

このような努力により、二〇〇二年、昭和大学病院に設置された漢方外来は、日本東洋医学会から医師の研修施設に指定されるほどのレベルを保つ。資料によれば、二〇〇五年の日本東洋医学会認定医は三、四一四名となっている。これは正会員の約四一%を占める。正会員の内訳は、医師七、一〇六名と、歯科医師、薬剤師、鍼灸師、研究職などの一、二四四名を含む。漢方医学の教員を育成する場は少なく、とくに大学病院ではあまり例がない。臨床実習の導入が今後の課題である。

医学部では、二〇〇五年より東洋医学に関する授業が始まった。三年生を対象にした必修科目で、正式名は統合医学である。また、昭和大学には医学部のほかに薬学部、歯学部、保健医療学部などがあり、二〇〇六年度から一年生を対象に四学部共通の授業として、統合医学が年間三〇コマ実施されている。

次に、東北大学では二〇〇三年、漢方医学教育を導入した。三年生の薬理学のなかで、和漢薬の講義から始まった。その後、選択型統合講義という形式をとった。学生はカリキュラムのなかから希望する内容の授業を選択できる。

初回の講義終了時、学生にアンケート調査を行った結果、二つの意見があった。初めての漢方医学講義は興味深く感じた、西洋医学と東洋医学両方の長所を活かすことが重要だという肯定的な評価と、興味はあるが少しあいまいであるように感じた、作用機序についての説明がない、といった厳しい意見である。

臨床実習では、学生が自分で用量を計った刻みの生薬を煎じて飲む。また漢方外来にも立ち合わせ、弁証《べんしょう》（弁証論治、弁証施治ともいう）の重要性や薬の副作用などについても教える。さらに、東北大学の薬用植物園などを利用して、生薬の原料となる植物を観察させる。

各医学部の漢方教育目標

三重大学では、二〇〇四年に和漢薬教育を導入し、四年生を対象とする全十コマの総合的な講義を始めた。医学部では、教員の育成を視野に入れた、長期の和漢薬教育体系の構築がなされてきた。地域における和漢薬の普及とその教育、教員の育成を目標とし、三重東洋医学教育研究会を発足させた。学外から和漢薬に詳しい教員を招いて、定期的に講演会を開いている。

群馬大学では、東洋医学と西洋医学を同時に治療に適用する総合診療部を設け、それと一体化した和漢診療学の教育や研究を始めた。総合診療部の特徴は、一人の患者を内科医、外科医、和漢診療医の三名が担当するというように、幅広い視野での診療が行われていることである。総合診療部では、不定愁訴のようなあいまいな用語を使わないようにしている。そして、学生の段階から卒後教育にわたる期間を通じて、総合診療部がかかわり、東西両医学教育を一体化して進める体制を整えている。

九州大学医学部では、二〇〇五年度から教員が中心になり、四年生の必修科目として一二コマの和漢薬講義を開始した。内科、皮膚科、精神科、産婦人科、薬学部の教員が担当を分担している。カリキュラムの一般目標は、「漢方医学の思想、診断法、治療法や特徴を学び、現代医学における漢方医学の重要性を理解すること」となっている。

慶應義塾大学では、医学部三年生を対象に選択必修科目として和漢薬を教え始めた。二〇〇五年度は、和漢薬の基礎薬理学を十コマ、薬理学の特別講義として漢方医学を二コマ設けた。四年生の講義は、必修で八コマ実施している。外国からの医学留学生の受け入れを行っているのも特徴である。内容は東洋医学と西洋医学の考え方の違いが中心である。

また他科と連携重視の慶應義塾大学では、香港大学医学部、ハーバード大学医学部などの施設と共同で、アメリカ国立衛生研究所から研究助成を得ている。さらに、ミネソタ大学医学部と共同で、漢方エキス製剤の研究を進めている。

薬剤師育成六年制課程への変革

二〇〇二年八月、日本薬学会は薬学教育モデル・コア・カリキュラム、薬学教育実務実習、卒業実習カリキュラムを作成した。これに基づき、薬剤師の資質の向上のためには、育成課程が六年間必要であるという結論が出された。この変革により、二〇〇六年度から六年制薬学教育が始まった。これで、薬剤師を育成する六年制薬学科と、おもに研究者を養成する四年制薬学科が並立することとなった。

六年制薬学教育で変わった点は、従来の知識偏重ではなく、技能や心構えをともに学習できるようになったことである。そのため基礎薬学と医療薬学との接点が広がり、実務実習の内容を押し広げて充実させている。

しかし、最低六ヵ月の実務実習を要するため、受け入れ先の病院や薬局の確保が急務である。地域差を埋める工夫も必要である。全国どこでも同じ水準で実習生に対応できるとはかぎらないからである。それに、医療の現場は日々進歩している。たとえ六年制教育を受けたとしても、学校で学んだ内容はすぐに実状に合わなくなるので、いつでも新しい薬学を学習できる環境づくりが必要となる。そのため生涯教育の充実策もその課題の一つとなる。この教育を社会へ活かしていくためには、現実問題としてまだまだ問題点は多いといえるだろう。

漢方医学は、今まで必修科目ではなかったため、各大学薬学部によって取り組みが違っていた。これからは、すべての薬学部で必修科目になる。和漢医薬学のさきがけである富山大学薬学部の例を挙げよう。

二〇〇五年の大学再編、統合により、富山医科薬科大学は富山大学と名称が変更された。医療系学部としては、医学部（医学科、看護学科）、薬学部（薬学科）、大学附属病院のほか、和漢薬研究所を併設している。さらに附属病院に和漢診療科を開設している。学内の民族薬物資料館は、世界第一の生薬博物館として、学術的、博物学的に価値の高い資料を数多く保有している。

同大学では二〇〇二年、いち早く東洋医学教育を実施した。二年次の全学部に必修科目として『和漢医薬学入門』を講義。さらに、三年次後期から『東洋医学概論』を選択科目とした。これらの授業では、東洋医学の全体像を理解することが目標となる。まず東洋医学と西洋医学における病態の認識方法と治療概念の違いを理解させる。漢方方剤の成り立ちや効能、効果、さらに臨床における和漢薬の利用状況（たとえば、おもな対象疾患やよく使われる薬、西洋医学との融合、新規の応用例、そして副作用、相互作用などの問題点についても）を学ぶ。東洋医学における薬剤師の役割と学習課題（医師が薬剤師に期待すること）についても説明できるようにする。

従来の薬学生は、成分の化学構造や生合成、作用機序、体内動態などを学習はしても、患者の病態認識や治療上の問題点に触れることはなかった。これからの薬剤師は、西洋医薬はいうまでもなく、和漢薬の臨床を体系的に修得し、医療としての薬学を実践していくことが求められているのである。

大学における漢方教育の内容は、日経メディカル開発編集部『日経メディカル』別冊付録（二〇〇五年、二〇〇六年）を参考に執筆した。

第2章

薬草のおはなし――薬草学のルーツ

東洋医学で用いる薬剤には、動物、植物、鉱物など自然界の産物のみが利用される。なかでも漢方薬として煎じて服用するものは、植物が主原料である。しかもとても身近で、観賞用、食用、薬用を兼ねているものが少なくない。

薬草が病気の治療に用いられるようになったいきさつは、いくつかの伝記や逸話を通じて知ることができる。古代の人びとは、それらを時代を越えて語り継いできた。医家ばかりか、民間療法としても重宝がられていたものと推測される。

同一の薬草であっても、中国各地に異なった民話があり、その故事、伝説の内容、登場人物、時代背景などもおのおの違う。ここでは一つずつしか紹介できないが、あくまでも昔話のつもりでおもしろく、楽しみながら読んでいただきたい。

一　薬草は毒草である

薬の神様——神農

漢方薬発祥の地は中国である。それは神農に始まる。神農とは、中国の伝説上の三帝王の一人である。日本でも、薬屋のひしめく大阪道修町《どしょうまち》や東京本町では、今も神農を薬神として崇めている。

神農について、前漢の劉安《りゅうあん》は『淮南子《えなんじ》』の「修務訓」のなかで、次のような説話を記している。

「神農は百草の滋味、水泉の甘苦を嘗《な》め、民に避就するところを知らしむ。このときにあたり、一日に七〇毒に遇う」

これは、神農が百種におよぶ植物の滋味を嘗め、同時にあらゆる水や湧き水の甘さや苦さを嘗めた。その結果、一日に七〇回も有毒なものを食べて薬草を見分けたという意味である。まさに、人類が長年の経験を積んで、植物の識別と効用を体得したことを象徴する。

五、〇〇〇年前の神農時代には、まだ文字はなかった。後漢の後期、神農の名にあやかって、最古の薬物学専門書である『神農本草経《しんのうほんぞうけい》』が著された。それによると、薬物を天の度数と同じ三六五種にしている（中国では、天球を三六五度四分の一にわけていた）。これは、迷信的な性格を思わせる。

薬はそもそも毒である

中国の薬物学は、古くからかなりの基礎ができていた。王朝を追うごとに薬草の種類が増えていったが、薬効については実験的な裏づけを重んじなかった。代々の医家はこれらの欠点を批判しながらも、伝聞したままに踏襲して誤謬《ごびゅう》を重ねてきたものが多い。薬草とされるもののなかには、命を落とすような毒性の強いものさえあった。

日本では、漢方薬は自然のもののみを使用しているから副作用がないと思われているせいか、人気がある。ところが実際は、薬効のないものもあれば、有害なものさえある。漢方薬といえども薬には一定の毒性があり、すべて副作用をもつと認識しておこう。

毒草の一例を挙げてみよう。

附子《ぶし》（トリカブト）の根は、アコニチンという猛毒の成分を含んでいる。有効濃度域が狭く、投与量が過ぎると死にいたる。健康な人が飲むと体調を崩す。中国雲南省では、附子の根を酒に漬けて、強壮薬として用いる民間療法があるが、飲む量を誤って死亡する例もみられる。

生薬製剤は、生薬試験法で合格すれば、局方品として認められる。局方品とは日本薬局方（日本国内で医療に用いる医薬品について、その性状や品質の適正をはかるため、純度や品質、強度の基準を定めた公定書）に収載された薬品である。だが、附子は毒成分の定量を簡単に行うことができないので、局方品目には入っていない。だからこのような生薬試験法に合格していない成分を含む薬は、製薬企業が独自の規格をつくり、厚生労働省の認可を得て販売している。

混合生薬のエキス製剤は、薬効の判定がかなり難しいもので、一部の人に効いたからといって、それがすべて疾病の治療に役立つとはかぎらない。

近年、薬草は民間薬、保健薬、健康食品としてもてはやされ、ひんぱんに出回っている。薬草エキスの入った化粧品、清涼飲料などさまざまな形で商品化され、消費者の関心を集めている。しかし、民間薬や保健薬は臨床試験を行ってはいても、薬理作用がまったく認められないものがあるのも事実である。

二　薬草物語

ここでは、薬草のルーツや薬効について、物語の形で述べてみよう。それぞれの話にはたいてい〝落ち〟がついている。それが薬草名の由来になっているものもあるのでおもしろい。

妖精との不思議な一夜——安石榴《あんせきりゅう》

安石榴は、ザクロ科の落葉性小高木である。紀元前二世紀、前漢の張騫《ちょうけん》（中国、前漢の外交家。大月氏などに派遣され、その見聞は中国西域の理解に役立った）が安息国から入手したので、安息榴《あんそくりゅう》とも呼ばれる。日本には平安時代に渡来した。

花は観賞用、果実は食用として広く栽培される。根や樹皮、果皮は有効成分のペレチエリンを含み、駆虫、止瀉、血便、脱肛、帯下（おりもの）に用いられる。量が過ぎると、中毒を起こすことがある。

＊　＊

唐の天宝年間、洛陽（河南省洛陽市）に崔元徽《さいげんき》という処士がいた。蒼朮《そうじゅつ》（ホソバオケラの根茎、後述）や茯苓《ぶくりょう》（サルノコシカケ）を常食して、若返りの効を収めていた。薬草がなくなると、召し使いを従えて嵩山《すうざん》（河南省登封県の北）へ採取に行く。嵩山の麓には別荘があり、一〇日か半月、ときには半年から一年も滞在することがあった。

ある年、薬草の採取を終えた崔元徽は、召し使いを先に帰らせ、一人で別荘に泊まった。晩春の明月を愛でながら、夜が更けるのも忘れて庭を散策していた。すると、どこからともなく一人の侍女が現れ、崔元徽に一礼して懇願した。

「主人に従って東村へ行く途中ですが、夜になってしまったので、一晩泊めていただけませんか」

崔元徽は快く引き受けた。侍女は礼を言うと、仲間を迎えに行った。しばらくして、十数人の侍女を従えた四人の婦人がやって来た。婦人はそれぞれ緑、紅、白、緋の衣服を着ていた。崔元徽はみなを招き入れ、月下の庭園に座らせた。まず緑衣の婦人が、

「楊《よう》と申します」

と名乗った。紅衣の婦人は李《り》氏、白衣の婦人は陶《とう》氏、そして緋衣の婦人を指して、

「この人は安《あん》さんです」

と紹介した。さらに侍女に命じて、持参した酒肴で宴席を用意させた。崔元徽は心のなかで、女性たちは人間ではないかもしれないと思った。しかし邪念を払い、平静を装って楽しく酒を飲んだ。

ほろ酔い気分になったころ、四人の女性が交互に崔元徽に一献傾けながら、一首ずつ詩を詠じた。宴もたけなわ、突然だれかが大声で叫んだ。

「封家姨《ほうかい》さまが来られました」

侍女の出迎えも待たず、封家姨が現れた。四人はすぐに、彼女を崔元徽と引き合わせた。封家姨は四人より少し年配で、風韻や気品を漂わせていた。だが、立ち居振る舞いに軽佻なところがあった。四人は、順番に酒を勧めた。そのとき、封家姨の手が滑って杯を取り落とし、安氏の服を汚してしまった。楊、李、陶の三氏はあわてて、

「大丈夫です」

と、封家姨を慰め、侍女に布で服の汚れを拭かせた。みなが封家姨の機嫌ばかりとるので、酔いの回った安氏は、

「封家姨さま、私の服はどうしてくださるのですか」

と詰め寄った。封家姨は顔色を変えたが、崔元徽の手前もある

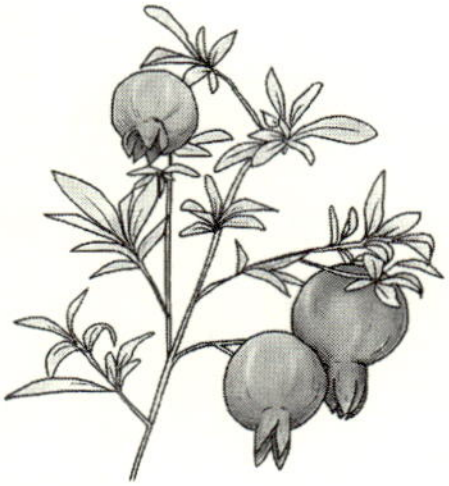

安石榴

ので、笑顔をつくって、

「安さんは酔っているようです。私はおいとまいたしましょう」

と言うなり去った。楊、李、陶の三氏が言った。

「安さん、あなたのせいで封家姨さまのご機嫌を損ねてしまったわ。あんな失礼な口をきいて、私たちの先行きが不安です。みなで謝りに行きましょう」

「あなたたちは封家姨さまを恐れているけど、私は平気よ。それより、崔先生に助けを求めたほうがよいと思います」

崔元徽は四人の会話を聞いて、事情がわからないなりにも、

「私にできることなら協力しますから、何でも話してみなさい」

と返した。安氏はすかさず言った。

「毎年三月二一日、赤い幟《のぼり》に日月五星を書いて、別荘の東側に立ててください。三日ののちに幟を下げれば、私たちを庇護してもらえます。先生のご恩は決して忘れません」

崔元徽は承知した。四人は、礼を述べると立ち去った。

数日後の三月二一日、崔元徽は言われたとおりに幟を立てた。しばらくして、洛陽の東南一帯に、樹木が折れるほどの強風が吹き荒れたが、別荘の建っているあたりだけは平穏無事であった。崔元徽は、ここではじめて楊、李、陶の三氏が花の妖精だと気づいた。封家姨は風神

で、安氏は安石榴である。安石榴の幹は堅実で、風には強い。

その後も、崔元徽は春がくるたび別荘に幟を立て、庭園の樹や花を守った。初夏になれば安石榴の赤い筒状の花が咲き誇り、別荘の風物詩となったという。秋に球形の実をつけ、熟すと裂けて、なかにある淡紅色の多数の種子が現れた。

野草を食べる男と走方医者の強運――茵蔯蒿《いんちんこう》

茵蔯蒿（カワラヨモギ）は、自生するキク科の多年草である。川岸や海岸の砂地に生え、亜低木となる。中国、台湾、朝鮮、ネパール、フィリピンのほか、日本では北海道を除くほとんどの地域に広く分布している。根から出ている葉には白毛が密生する。主要成分は精油約一％、クロモン類、クマリン類、フラボノイドなどである。

漢方では、その新芽を摘んで黄疸や肝炎に用いる。また発汗、利尿、利胆、解熱、駆虫などにも供する。

＊　＊

昔、ある村に黄疸に苦しんでいる男がいた。皮膚も眼球結膜も黄色くなり、やせ衰えたうえ、佝僂《くる》（せむし）になってしまった。方々の名医の治療を受けたが、病状は悪化する一方で、死の恐怖におびえていた。

人間ならだれでも、延命を求めるであろう。男は思いきって村の走方《そうほう》医者を訪れた。走方医者とは、定まった診療所をもたず、あちこちを巡回して病人を診る医者である。治療はもっぱら経験と手元にある薬のみが頼りである。そのため治る者もあれば、命を落とす者も少なくない。しかも治療代は、病人の身分によってまちまちであった。

走方医者は、男を診察して言った。

「あなたの病気はもう手遅れです。初期のうちなら、私の偏方（不正の処方）でよくなることもあったでしょうが」

「その偏方でもかまいませんから、試していただけませんか」

と、男は懇願した。

「黄疸に効く偏方なんて、ありゃしないよ。代わりに滋養になる薬草をあげましょう。今年の冬まで命が延びるかもしれません」

薬草をもらった男が値段を聞くと走方医者は、

「一銭もいりません」

と答えた。

走方医者の予言どおり、男はその年の冬まで生き延びた。

春になって、旱ばつのため食料が不足した。村人は樹葉や野菜を主食に、柳絮《りゅうじょ》（綿毛のついた柳の種子）や楡葉《ゆよう》、槐花《かいか》（マメ科のエンジュの開花直前のつぼみを乾燥したもの）を副食にしていた。黄疸の男も、みなと同じような野菜を食べ、さらに二、三ヵ月が過ぎた。男はついに夏まで生き延び、しかも病状は好転してきた。黄疸が完全に消失し、肉づきもよく別人のようである。男は、偏方が奇効をもたらしたと考えた。そこで銀子《ぎんす》（金銭）を用意して、走方医者のところへ礼を述べに行った。

走方医者は、見違えるほどの回復ぶりに目を見張った。

「ああ、去年黄疸に苦しんでいた方でしたね」

「先生のおかげで、こんなによくなりました。これはお礼の印です」

そう言って、男は銀子を差し出した。走方医者は、適当に追い返した手前、それを受けとるわけにもいかず、

「あなたの病は、私が治したのではありません。なにか別の薬を飲んだのでしょう」

と尋ねた。

「いいえ、先生の偏方以外、なにも飲んでいません」

走方医者は不審に思って、仔細に病人の生活ぶりを問いただした。柳絮、楡葉、槐花、草茹《そうこ》（野生のキノコ）、野韮《やきゅう》（野生のニラ）、野蒜《のびる》（ユリ科の多年草）など、男が食べたものを一つひとつ調べてみたが、黄疸に薬効を現すものはなかった。ただ、そのなかに一つだけ名称のわ

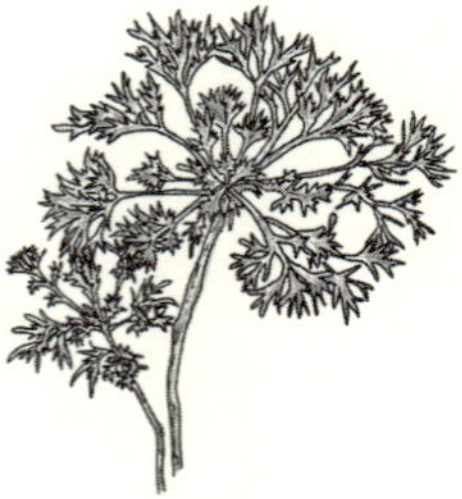

茵蔯蒿

からない特有の香りをもつ野草があったという。走方医者は、それが効いたのかもしれないと推測した。男はその野草を多量に食べたからである。

走方医者は、男にその野草の採取を頼み、黄疸にかかった患者の治療に使ってみた。ところが、だれ一人治った者はなかった。

そこで、走方医者は再度男を訪れた。

「あなたは、いつごろその野草を食べたのですか」

「二月か三月でした。柳絮や楡葉が食い尽くされた後、その野草を探しあてて野菜の代わりに食べたのです」

「食べたのは茎、それとも葉ですか」

「若芽です」

走方医者は、翌年の二月まで待って野草の若芽を採取し、黄疸の患者に食べさせた。はたして効果はあった。三月を過ぎて野草の葉が硬くなると、効果はなくなった。これは、海岸の砂地によく生える。草木ではあるが、寒冷の冬でも枯れない。萎えた陳旧《ちんきゅう》の根元から新しい芽が生えるところから、走方医者はこの薬草を因陳と名づけたという。後人は、草冠をつけて茵蔯とし、特有の香りを放つので茵蔯香とも呼んだ。

双子の姉妹の悲運──金銀花《きんぎんか》

金銀花は、スイカズラ科の蔓性低木である。河南省や山東省に多く産する。花の弁脚を吸うと、花筒から甘い蜜が出るので、スイカズラという名がつけられた。

葉は対生し、一部は越冬するため忍冬《にんどう》ともいう。生薬では花を金銀花、茎と葉を忍冬と称する。花は脂肪酸やフラボノイドなどを、茎と葉はタンニン、サポニン、フラボノイドなどを含む。解熱、殺菌、駆梅（梅毒の治療）、腸炎、関節炎、利尿、疔《ちょう》（できもの）に効果がある。

＊　＊

昔、河南省西部の山地に、農業を営む夫婦が住んでいた。夫婦は三人の男児を儲けたが、どうしても女児がほしいと神仏に祈った。願いはかなって双子の女児を授かり、長女は金花《きんか》、次女は銀花《ぎんか》と名づけた。

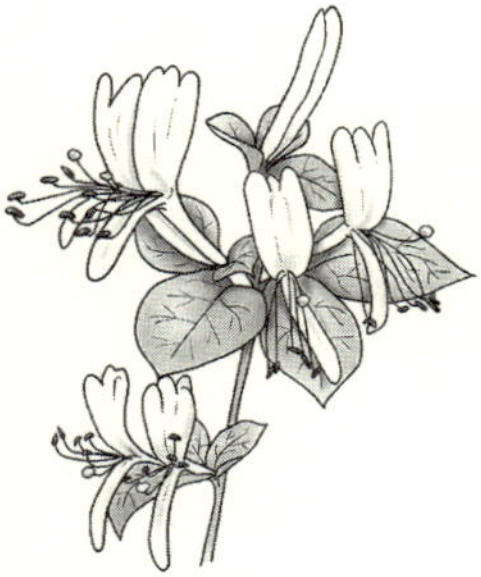

金銀花

姉妹は父母の慈愛に包まれて美しく成長した。その美貌は近所の評判になるほどであった。年頃になると、村の若者から求婚が殺到した。しかし、二人の縁談はいっこうにまとまらない。というのは、姉妹は互いに離れて暮したくないので、結婚相手に双子の兄弟を望んでいたからである。そのうえ、相手の容貌、人柄もよくなくてはならない。条件があまりにも厳しいので、あてはまる者がいなかった。両親も思案するばかりで、よい知恵が浮かばない。

ある日、金花が発熱性伝染病にかかった。医者は、病人に近寄らないよう家族全員に指示した。これは銀花にとってつらいことであった。両親が止めるのを振りきって、付ききりで金花を看病した。そこで両親は、金花から説得させることにした。金花は銀花に言った。

「私の言うことを聞いて、側を離れてほしいの。そうしないと病気が移るから」

「伝染病なんか怖くないわ。もし姉さんが死んだら、私も生きていけないわ」

銀花はそう答え、看病を続けた。

そのうちに銀花も病床に伏した。医者はただ手をこまぬくばかりで、二人の病はしだいに悪化していった。姉妹は、悲嘆に暮れる両親に向かって、

「私たちは同じ日に生まれたから、同じ日に死にたいのです。親孝行ができないのを残念に思います。死んだ後は、同じ所に埋めてください。薬草に生まれ変わり、人びとの熱病を治して両親の恩に報います」

と言いながら、息を引き取った。

両親は言われたとおり、二人を一つの墓に埋葬した。やがて冬が去り、春が訪れて新緑の季節となった。二人の墓からは、雑草に混じって蔓性の植物が芽生えていた。三年もすると、夏に白と黄色の花が咲いた。両親はふと娘の遺言を思い出し、花を摘んで蓄えておいた。

村人が発熱性伝染病にかかったとき、その花を煎じて飲ませたところ、はたして病はよくなった。金花と銀花の孝心をたたえ、この植物を金銀花と呼ぶようになったという。

働き者の農夫への贈り物——牽牛子《げんごし》

牽牛子は、ヒルガオ科の一年草である。原産は熱帯アジアで、日本には奈良時代に唐から薬用として伝来した。原種は明るい青色の花である。

花は早朝に咲き、午前中にしぼんでしまうことから、アサガオと呼ばれる。種子に樹脂配糖体の主成分であるファルビチンが含まれ、薬用に供する。

牽牛子の薬効が認められたのは、唐代になってからである。漢方では利尿、殺虫、浮腫、尿閉（結石）に用い、下剤となる。

日本では江戸末期、観賞用として栽培されるにつれ、品種改良が進んだ。そして、突然変異によって多種多様の花色、花形、葉形が登場するようになった。明治末期からはさらに改良され、大輪咲きがつくり出された。改良の記録をもとに、遺伝の研究材料にも用いられている。

＊　＊

昔、ある農村の田野に漏斗状の花が咲いていた。しかし、だれもその植物に薬効があるとは気づかず、野花にすぎないと思われていた。

あるとき、農村におかしな病が流行した。農夫たちが急な便秘と尿閉に苦しみ、両足がむくんできたのである。農作業を休むわけにはいかないので、牛を引いて医者にかかった。しかし一時小康を得るものの、根本的には治らなかった。

ある日、県庁から一人の官吏が巡察にやって来た。農夫たちが流行病に苦しみながら働いているのを知り、彼は心を痛めた。ふと、田野に咲いている漏斗状の花を見て、あることを思い出した。この役人は南方育ちで、国もとでは栄養失調による脚気を患うと、この花の種子の煎じ薬を服用していた。そこで役人は、

「田野に咲いている漏斗状の花が種をつけたら、それを煎じて飲みなさい」

と指示した。村人たちは半信半疑であったが、教わったとおり試してみた。数日服用すると、病は快方に向かい、足のむくみも消えた。村人は、金のかからない野草のおかげで健康を取りもどし、農耕に専心できるようになった。村の長老はみなに、

「お役人に礼を言いに行きましょう」

と提案した。村人たちは、長老とともに出掛けることになった。しかし、農繁期に仕事を放り出すわけにはいかないので、牛を引いて県庁に向かった。県の役人は、村人の一人ひとりに答礼した。このとき一人の村人が、

「お役人さん、私たちを救ってくれた薬草は、なんという植物ですか」

と尋ねたところ、役人もその名を知らなかった。そこで、みなが手に手に牛を引いているのを見て、

「牽牛花と呼びましょう」

と答えたという。

楚と呉の友好の印——呉茱萸《ごしゅゆ》

呉茱萸は、ミカン科の落葉低木あるいは小高木である。一七二〇年ごろ、薬用植物として中国から輸入された。果実は精油のほか、数種のアルカロイドを含み、止瀉、鎮痛、健胃、駆虫、抗菌、利尿などの作用がある。

漢方では強壮、頭痛、腹痛、遺精、耳鳴に用いる。

＊　＊

もともと、呉茱萸は呉萸《ごゅ》と呼ばれ、春秋戦国時代の呉国の特産物であった。呉は小国であったため、毎年楚の国へ貢物を献上していた。

その年は、貢物のなかに呉萸を加えてあった。楚の国王は、それを見てたいそう怒り、

「小さな呉の国が、国名を冠した貢物を献上するとは、わが楚の国をばかにしている。さっさともって帰れ」

とののしった。

呉の使者は顔色を失った。すかさず、朱《しゅ》という楚王の侍医が、次のように進言した。

「呉萸は寒冷による腹痛を治し、嘔吐や下痢を止めます。大王には腹痛の持病がおありと知って、これを献上したのでしょう。もし拒否なされば、両国の友好を損いませんか」

「黙れ、呉萸はいらん」

呉の使者は恐れおののいて王宮を退出した。朱侍医は後を追い、

「気を落ち着けてください。その呉萸は私が預かります。いつか楚王のお役に立つでしょう」

と慰めた。そして、邸宅の庭にその種をまいて育てた。

一方、呉王は使者の報告を受けて立腹し、楚と国交を断った。

数年の歳月が流れた。呉萸は、朱侍医の庭で実をつけるまでに生長した。朱侍医は、果実が未熟なうちに摘み取って、陰干しにして貯えておいた。

あるとき、楚王が腹痛の発作に襲われ、全身から脂汗を流して苦しんだ。宮中の侍医は手をこまぬくばかり。そこで、朱侍医は呉萸を煎じて差し出した。それを二、三服飲むと腹痛が治まり、さらに二、三服飲んで病はすっかりよくなった。楚王は、

「そなたがもってきたのは、なんという薬か」

と下問した。朱侍医は次のように答えた。

「これは数年前、呉の国が献上した貢物の呉茰でございます」

楚王は、そのときはじめて自分の無礼な振る舞いを悔やんだ。その後、楚王は呉と国交を回復し、楚に呉茰を大量に植えさせた。

ある秋、楚の国に疫病がはやり、多くの人が嘔吐や下痢に苦しみ、死者が続出した。楚王の命を受け、朱侍医は呉茰を主とした薬をつくり、多くの病人を助けた。

楚王は朱侍医の功労をたたえ、呉茰を呉朱茰と改めさせたという。後人は、朱の字に草冠をつけて、呉茱萸と名づけた。

欲張り道士への裏切り——蒼朮

蒼朮は、キク科の多年草である。原産地は中国で、日本には江戸時代に渡来した。新潟県の佐渡で栽培され、佐渡蒼朮、古立蒼朮とも呼ばれている。朮には蒼朮と白朮《びゃくじゅつ》（オケラ）の二種類があり、特有な香りを放つ。

薬用として、蒼朮は発汗に、白朮は止汗、除湿の効があるほか、根を利尿、健胃、解熱、鎮痛に用いる。白毛に包まれた若芽はゆでて食用とする。根茎をいぶすと、カビの発生を防ぐ。これは、アトラクチロンという主成分が揮発して作用するといわれている。また、正月に飲む

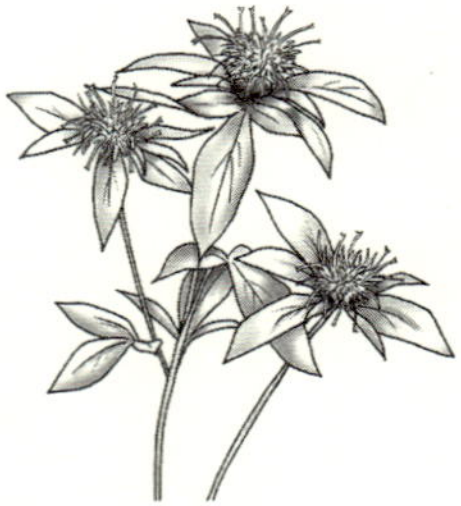
白朮

屠蘇《とそ》散の原料の一つとなる。

京都では、大晦日の夜から元日の明け方にかけて、祇園《ぎおん》の八坂神社にオケラ参りをする風習がある。神社の本殿の両側に備えられた灯ろうに、オケラを入れた浄火が焚かれ、参拝者はその火を吉兆縄に移してもち帰る。吉兆縄を回しながら、火が消えないように帰宅して、雑煮の火種とする。この雑煮を食べると、一年中、無病息災で過ごせるという。

＊　＊

茅山《ぼうざん》には、道教の寺が数多くある。寺では、道士や女道士が修行している。道教では、僧や尼のように頭を丸めなくてもよい。修行の方法や内容も違う。生活費は信徒の寄付によるほか、符籙《ふろく》（未来のことを予言した文書）をつくって献納を得る。

山中の竜虎観という寺に、女道士と女性の弟子が住んでいた。女道士は、薬草を採取して生計を立てていた。貪欲な女道士は、裕福な者には親切に投薬するが、貧乏人の治療は好まなかった。弟子は、そのむごい仕打ちを嫌悪していたが、決して表には出さなかった。女道士も弟子の心情を読みとり、薬草の採取だけ手伝わせて、薬効を教えなかった。とくに、病人に投薬するところは、弟子に見せないようにしていた。

ある日、一人の貧しい村人が訪ねてきた。村人はいきなりひざまずき、女道士に懇願した。

「娘の命が危ないので、助けてやってください」

「どんな病気か知らないが、どうして私がその病気を治せると思うのですか」

村人の娘は関節の痛みに苦しみ、四肢に力が入らず、両足が腫れていた。一日中床につき、飲まず食わずで衰弱するばかりであった。

「あなたの薬さえあれば、娘は助かります。どうか薬を恵んでください。娘の病気が治ったなら、銀子を工面してお返しします」

女道士は、

「私に布施せよと言うが、ここではそんな前例がありません。銀子を工面してから出直しなさい」

と、冷たくあしらい、その場を離れた。村人は失望して帰り掛けた。薬草の採取から帰ってきた弟子はこの光景を見て、村人の後を追った。手には白い花をつけた植物をひとつまみもっていた。

「これを娘さんに飲ませてみなさい。病が治るかもしれません」

村人は、礼を言うと去っていった。せめてもの慰めのつもりで薬を渡したが、万一薬を誤っていたらたいへんなことになる。心配した弟子は思案したあげく、村人に真実を話そうと、決めて下山した。

半日がかりでようやく村人を捜しあてたが、娘はすでにその薬を飲んだ後であった。弟子はそれと知って、娘を見舞いにきたように装い、村人は大いに感激した。

数日後、村人は竜虎観を訪れ、弟子に症状が好転したと告げた。そして前と同じ薬草を求めて帰った。半月経って、両足の腫れも痛みもなくなり、病はすっかり治った。村人が娘をともなって女道士に礼を述べたいと言うので、弟子ははじめて村人に真実を告げた。

「もしこのことが女道士に知れたら、私の首が飛びます。私は、もう竜虎観にいられません。いっしょにこの薬草を採取して生計を立てませんか」

弟子は村人とともに山を下りた。やがて二人は夫婦になり、農業に励むかたわら薬草を採取した。このことは、倉卒《そうそつ》の間《かん》（あわただしいさま）に行われたので、薬草を蒼朮と名づけた。

富豪の娘の悲恋——当帰《とうき》

当帰は、セリ科の多年生草木である。本州中部地方以北の山地に多く産する。とくに和歌山県、奈良県、北海道で栽培されている。中国や朝鮮半島の当帰は別種で、これと区別するためニホントウキと称する。

当帰には、野生のものと人工栽培されているものがある。白い花が咲き、全草は特有の香りを放つ。主根は太く、薬用に供する。主成分は精油、脂肪酸、クマリン誘導体、ポリアセチレン化合物などである。葉を湯に浮かべて入浴すると、肌が美しくなり、血液の循環がよくなるといわれている。

漢方では月経不順、不妊症、貧血、止血、化膿、腹痛、鎮静、強壮、打撲などに用いる。

＊　＊

山西省吉県に、ある裕福な家があった。この富豪には娘が一人いたが、男の子に恵まれないのが悩みであった。しかもこの娘は生まれつき体が弱く、年中医者の治療を受けていた。ある冬、娘は急に病床から起き上がれなくなった。食欲がなく、病状は悪くなっていくばかりである。多くの医者に診せたがいっこうに好転せず、富豪は思案に暮れていた。執事が、病を治した医者に娘を嫁にやる、と貼り紙をしたらどうかと進言した。富豪はしばらく考えてから、

「試してもよさそうだが、もしも年寄りで醜い男が現れたらどうするか」

と聞いた。すると執事は、

「大丈夫です。銀子を多めに与えれば、解決できるでしょう」

と答えた。富豪はなるほどと思い、いっさいを執事に任せた。そのうち、遠近から応募者が集まった。

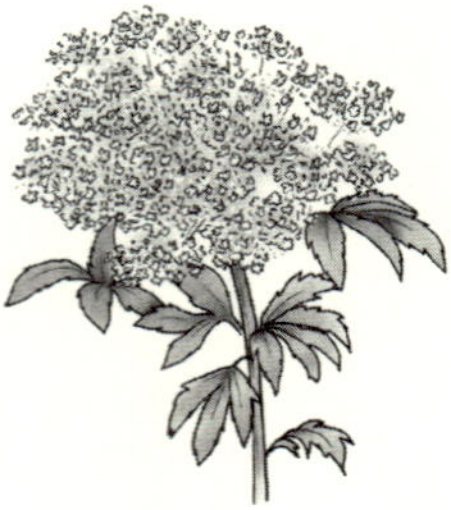

当帰

黄河の東岸に、ある牧童がいた。いつも野山で羊を放牧して暮らしていた。

ある日、黄河が氾濫し、あたりの田畑が浸水した。水がひいた後、水溜まりに金色の尾に赤い腹をした一匹の鯉が飛び跳ねていた。牧童はそれを見ると、鯉を抱えて黄河へ帰してやった。

その晩、牧童は夢を見た。金の甲《かぶと》に金の鎧《よろい》を着た仙人が現れ、

「命を助けてくれてありがとう。お礼に富豪の娘の病を治す方法を教えてあげよう」

と言った。牧童は遠慮がちに尋ねた。

「私は医者でもないのにどうやって治すのですか」

「教えてあげましょう。きみがいつも放牧している山に、白い花をつける薬草があります。その根を煎じて飲ませれば治ります」

牧童は目覚めてからも、夢のなかの出来事をはっきりと覚えていた。仙人から聞いたとおり、その薬草の根を採りさっそく富豪の家へ向かった。

富豪は彼を知らないが、召し使いたちは牧童であることを知っていた。期待できないと思ったが、牧童が自信ありげなので試させた。

牧童は薬草の根を召し使いに渡し、煎じて病人に飲ませるように言った。すると、三日後に

効果が現れ、続けて半月飲ませると、娘の病は完全に治った。

富豪は、医者でもない若者が娘の病を治したことを疑わしく思い、牧童に薬草の出所を問い詰めた。牧童はありのままに話した。

約束では娘と結婚させねばならないが、親もなく財産もない男に娘はやれない、と富豪は考えた。そこで、執事の計らいで、牧童に百頭の羊を与え、屋敷から遠く離れた所で放牧させるように仕向けた。百頭で足らなければ、もっと増やしてやってもよいと言うと、牧童は、

「あまりたくさんもらっても、面倒をみきれません」

と断った。欲のない牧童は、百頭の羊を連れて北へ向かった。

一方、富豪の娘は、結婚話が反古にされたことを知って悲しんだ。牧童の後を追い、黄河の東岸へ行ったが、そこには彼はいなかった。

失望して岸にたたずみ、牧童を待ちこがれているうちに、病気が再発した。富豪は召し使いをやって帰るよう説得したが、娘は聞き入れない。仕方なく娘を担いで連れもどした。

病気を治すため、富豪は薬草を採りに行かせ、煎じて飲ませようとした。そのとき娘は、

「あの人は当《まさ》に帰ってくるわ」

とつぶやいた。

ある寒い夜、とうとう娘は家を逃げ出した。黄河の岸辺で、ぼんやりと牧童を待ち続けた。

家人が娘を捜しあてたときには、すでに石に化していたという。当に帰ってくると信じて、望《ぼう》夫石《ふせき》になってしまったのである。後人は娘を哀れみ、この薬草を当帰と名づけた。

望夫石は山西省吉県、遼寧省興城市、新疆ウイグル自治区烏什県、江西省南豊県、湖北省武昌県など各地にあり、遺跡とともに伝説が残っている。

椴《だん》の精のお告げ――人参《にんじん》

人参はウコギ科の多年草で、薬用人参ともいう。強壮薬の王様とされ、高麗人参、朝鮮人参、吉林人参などの別称がある。遼寧省、吉林省、黒竜江省、朝鮮半島に広く分布する。自生のものは高価で、高貴薬とされている。根はサポニン配糖体、パナセチン、ペプタイド、ビタミン、精油などを含む。

日本では、涼しい水はけのよい地域で栽培され、長野県、福島県、島根県などが主産地である。人参は、六年で収穫するのが最適という。七、八年になると、根はいくぶん太くなるが、病原菌に侵されやすく、ひび割れたりして値打ちが下がる。

中国では、紀元前から人参を薬として用いている。神経衰弱、消化不良、胃腸炎、貧血、婦人病などの万病に効くとされている。

＊　＊

唐の張読《ちょうどく》の『宣室志《せんしつし》』のなかに、次のような故事がある。

唐の玄宗の天宝年間、河北省に趙《ちょう》という書生がいた。官吏の家系に生まれ、兄弟はみな進士（科挙の科目の名）に及第して官途についていた。だが、趙書生はいくら勉学に努めても、科挙に及第しなかった。

あるとき、母親の誕生日を祝って兄弟が集まった。みな功名のある者ばかりで、趙書生は肩身が狭い。だれかが皮肉を言ったため、趙書生は居たたまれず、その夜、家出した。

百余冊の書籍を持ち出し、深山へ入った。山中に草屋《そうおく》（わらや）を結び、勉学にいそしみ、試験に及第して面目を取りもどそうとした。だが、いくら努力しても理解できない。自分に腹を立てては頭を叩き、心が静まればふたたび読書にふけるというありさまだった。

ある日、白いひげを蓄えた六十がらみの老人が現れて、

「きみが一人、この深山で勉学しているのは、功名のためであろう。それではあまり効果はあがらんぞ」

と言った。本心を見透かされた趙書生は、これを聞いて

「私は生まれながら鈍才で、いくら本を読んでも頭に入りません。兄弟はみな立派な仕事についており、私も家名を傷つけないように励んでいます。決して自分の功名のためではございません」

と、でまかせを言った。老人は笑いながら、

「きみの心掛けは見あげたものだ。助けるほどの力はないが、もし私の家へ来るなら、何か役に立つことがあろう」

と言った。

「お住まいはどこですか」

「私の名は段《だん》という。家は山西省大木村じゃ」

老人は意味ありげに答えたかと思うと、一陣の風とともに姿を消した。老人は仙人か妖怪ではなかろうか。不審に思いながらも、趙書生は老人の家を訪ねることにした。

山西省大木村を捜して歩いたが、だれも老人を知る者はいなかった。美しい景色を楽しみながら、捜し続けた。

しばらくして、趙書生は、ある一本の大きな樹を見つけた。村人に、

「これはなんの樹ですか」

と尋ねると、

「これは、椴（トドマツ）の木です」

と答えるではないか。趙書生にはわかった。あの老人は、椴の精だったのだ。そこで、村人から鍬を借り、大樹の周りを掘った。すると、根のついた三〇センチくらいの人参を見つけた。

人参の形は、段という老人にそっくりであった。

人参には、虚弱な体を治す薬効がある。椴の木を老人に変えるくらいだから、自分のような愚か者を助ける力があるかもしれない。そこで人参を家へ持ち帰り、煎じて飲むと、頭が冴え書物に目を通しただけで理解できるようになった。そしてついに科挙に及第し、官途についたという。

王の娘婿の秘密――曼陀羅華

曼陀羅華（チョウセンアサガオ）は、ナス科の一年草である。原産は熱帯アジアで、日本には江戸時代に伝来し、薬用に栽培された。日本では華岡青洲（江戸末期、紀伊の国の医者）が、はじめて乳がんの手術に麻酔薬として用いて有名になった。

茎は直立して、高さ約一メートルになり、淡緑色の枝にわかれる。葉は広卵形で互生するが、対生状にもなる。夏に、アサガオに似た漏斗形の白い花をつける。白い種子はスコポラミンを含み、薬用になる。花は麻酔作用が強く、量を誤ると発狂するので、キチガイナスビとも呼ばれる。

漢方では、葉と種子を鎮痛、鎮痙《ちんけい》、鎮咳などに用いる。

＊　＊

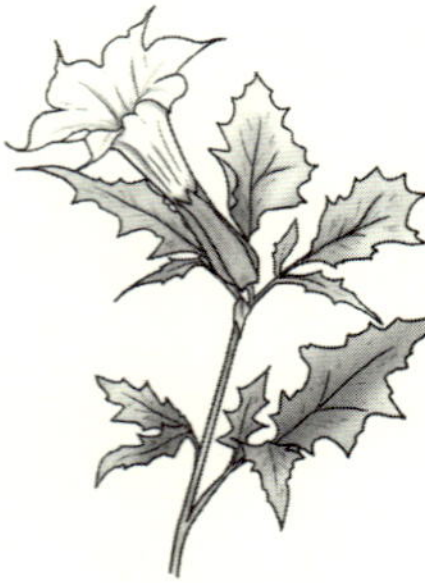

曼陀羅華

昔、ある状元《じょうげん》（科挙の進士を首席で及第した者）が皇帝に朝見した。皇帝は状元をひと目見るなり、あまりの美貌に思わず溜め息を漏らした。上品な身のこなし、端整な顔だち、才能に恵まれた非の打ち所がない青年である。皇帝は喜び、状元を駙馬《ふば》（皇女の夫）にしたいと考えた。

状元は不本意ながら、天子の命に背くことはできず、皇女と結婚した。二人は毎夜、遅くまで雑談した。ところが、状元は服を着たまま眠りにつき、夫婦の交わりをすることもなく数日が過ぎた。

皇女は居たたまれなくなり、この実情を皇后に告げた。皇后は、駙馬にその理由を聞きただすわけにもいかず、遠回しに皇帝に相談した。

駙馬は娘を気に入らないのだろうか。娘は美人とはいえないが、特別醜女でもない。もしかすると、駙馬は故郷ですでに妻を娶っているのかとも考えた。

困った皇帝は、宦官《かんがん》の一人に命じ、娘夫婦の契りをうまく取りなしたならば嘉賞を与えると約束した。宦官は一計を案じ、皇后が駙馬を宴席に招くように仕向けた。宴席では宦官が駙馬の側に仕え、ひそかに粉末にした曼陀羅華を酒杯に入れた。何杯目かの酒を飲むと、駙馬は酩酊して新居に運ばれた。

深夜、皇女が夫の衣服を脱がせたところ、はじめて彼が女性であったことを知った。空が白むころ、駙馬はようやく目が醒めた。そして秘密を知られたことに気づき、真っ青な顔で皇女の前にひざまずき、許しを請うた。

皇女は心の優しい女性であったので、こう言った。

「私たちはたとえ短い間でも夫婦でしたから、あなたが殺されるのは忍びないことです。ただ、なぜ男に扮していたか、なぜそれほどの学問を身につけたかを正直に話してください」

駙馬は次のように答えた。

自分はすでに結婚して、学問のある夫がいた。三年に一度しかない科挙の年に、夫が病床に伏したので、代わりに試験を受けた。ところが、思いもよらず状元に及第して皇帝の目に止まった。皇女との結婚を望まれ、拒むことができず、このようになってしまった。学問は、夫が学んでいるのを見て、いっしょに覚えたのだ、と。

皇女は話を聞いて納得し、この才媛と姉妹の盟を結んだ。皇帝に実情を告げ、婚姻の無効と助命を請うた。皇帝は娘の願いを聞き入れて、駙馬を許した。

曼陀羅華には麻酔作用があるので、皇帝はこの薬草に酔仙桃という雅名をつけたという。

第3章

薬用植物と健康食品

薬用植物は生薬、漢方薬、民間薬、民族薬、健康食品などの原料として、広範囲に利用されている。広義には香辛料、農薬そのほか一般工業に利用する植物も含む。

これらの植物には、薬用効果のある化学的成分、たとえば配糖体、精油、苦味質、脂肪、乳液、アルカロイド、タンニンなどが含まれる。これら有効成分の多い部分を抽出したものが生薬である。生薬には全草または特定の器官、たとえば花、葉、果実、種子、根、根茎、乾燥分泌物などを用いる。

有効成分のみを結晶性の分子に分離、精製して医薬品として用いる。化学がまだ発達していなかった時代においては、薬はすべて天然由来の生薬であった。医薬品の歴史は生薬に始まったわけである。

民間薬とは、医薬品として公認されていないが、古くから民間で薬として受け継がれ使われてきた薬用植物の総称である。各民族に固有の薬物があり、ほとんどが天然物である。世界には、おびただしい数の民間薬や民族薬がある。これらの薬のなかには薬効のあるものと、まったく薬効がなく、プラセボ効果（一七一ページ参照）しかないものまである。

健康食品という言葉には、はっきりした定義はないが、健康の保持、増進のために摂取する食品を指す。厚生労働省は健康食品を栄養機能食品、特定保健用食品、特別用途食品の三種類にわけている。

栄養機能食品とは、ビタミン、ミネラルのような栄養素補給のために利用される食品で、栄養素の機能を表示してある。

特定保健用食品とは、体の生理学的機能などに影響を与える保健機能成分を含む食品である。たとえば、血圧、血中コレステロールなどを正常に保つことを助けたり、腹の調子を整えるのに役立つなど、期待できる特定の保健の用途を表示してある。健康食品のうち、国が製品の有効性と完全性を確認しているのは、特定保健用食品だけである。

特別用途食品とは、病者用、妊産婦用、授乳婦用などの特別の用途に適する旨の表示をする食品である。

一　誇張された民間薬

民間薬は、民間で古くから薬効があると言い伝えられ、用いられてきた。ややもすれば、薬効が誇張されて伝わっているものや、逆に効果の疑わしいものなどがある。したがって、薬効をうのみにせず、用いるときは薬草に詳しい人に相談することが望ましい。すべての民間薬に共通する留意点は長期服用、多量服用である。

まずは日本人に身近な民間薬をみてみよう。

日本の民間薬

・ゲンノショウコ

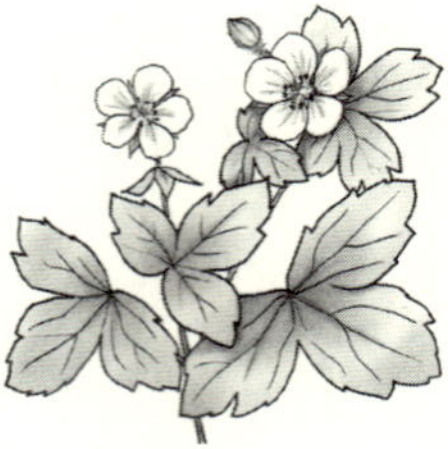

ゲンノショウコ

ゲンノショウコは、自生するフウロソウ科の多年草である。どんな下痢でも〝現の証拠〟、ただちに治るということからきた名で、俗にネコアシ、テキメンソウなどの名がある。加水分解性タンニンのうち、一〇%のエラジタンニンを含む。

茎は細長く数本にわかれ、下部は横に広がり、葉とともに毛がある。葉は、長い柄の先に掌形に開き、わずかに切れ込みがある。

下痢のほか、胃腸炎、赤痢、食傷、淋病、子宮内膜炎、便秘、はれもの、風邪、牛馬の下痢など、ほとんど万病に効くとされている。

・センブリ

センブリは、自生するリンドウ科の二年草である。セコイリドイド配糖体を含む。千回振り出し（煎じ出し）てもまだ苦い、という意味で、苦味成分を含んでいる。

根は黄色で、細かく枝わかれする。茎は直立し、高さ二〇から三〇センチになり、上部で枝わかれする。葉は対生し、細長い線形、紫色を帯びることが多い。

腹痛、食傷、胃炎、過食、下痢などに効くとされている。

・ドクダミ

ドクダミは、日陰に自生するドクダミ科の多年草である。日本ではいたる所に生えており、全草に特異な悪臭があるのですぐにわかる。成分は長鎖アルデヒドとフラボノイドである。毒を集め、寄せる、止めるという意味からドクダメ（毒溜め）と呼ばれていたものが、語尾が変化してドクダミとなった。毒にも痛みにも効くところからきており、一〇種類の薬効をもっため十薬《じゅうやく》ともいう。

根茎が地中を横に走るので、繁殖力は旺盛である。薬草としての評価は高く、古くから煎じ薬に用いられてきた。紫紅色を帯びた葉は、ハートの形で先がとがり、互生している。

全草を干したものを煎じて飲むと、緩下剤、利尿薬となり、急性腎炎、脚気などに効くとされている。

民間薬は生活に密着している。たとえば七草粥。春の七草は芹《せり》、薺《なずな》、御形《ごぎょう》、蘩蔞《はこべ》、仏座《ほとけのざ》、菘《すずな》、蘿蔔《すずしろ》である。正月七日に、その年の無病息災を願って七草粥を食べる風習は古く、『荊楚歳時記』にも「七種菜をもって羹《あつもの》（熱い汁物）となす」とある。また、秋の七草は萩《はぎ》、尾花《おばな》、葛《くず》、撫子《なでしこ》、女郎花《おみなえし》、藤袴《ふじばかま》、桔梗《ききょう》である。

セリは、葉や茎を食べて食欲増進に、青汁として健胃薬に用いる。黄疸、解熱、神経痛、リウマチ、歯痛、水虫などに効くとされている。オバナもクズも解熱薬。オミナエシは利尿や解毒、はれものに効くとされている。キキョウの根はサポニンを含み、鎮咳、去痰に用いる。

冬至には、ユズ湯に入る風習がある。菖蒲《しょうぶ》は、ヨモギとともに端午の節句には欠かせない。血行を促し、胃腸によいとのことから菖蒲湯とする。

薬草の効果は、生活のなかから得た体験を積んで発見されたものが多い。「医食同源」という言葉があるように、われわれに身近な食材、たとえばネギ、ショウガ、カラシ、ニンニク、調味用の油や塩、酢などにもそれなりの効用がある。

民間薬による健康被害

民間薬で慢性腎不全を治療する、西洋医の例について述べよう。

O氏は慢性腎不全と診断され、血液透析を勧められたが、かたくなに拒み民間療法を選んだ。東京のある住宅街の一角に、民間療法専門のM医院がある。民間療法の評判を聞いて、全国各地から患者が集まっていた。

ここでは健康保険は適用されず、全額自己負担で、どんな病気でも一日二万円と決まっている。したがって、長期療養ともなれば金の続かない患者も多い。

高血圧症、糖尿病、肝硬変、肺がん、慢性腎不全などすべての疾患の治療法は同じである。

入院から約一週間、体内の毒素を取り除くため、一日三回の食事はすべて寒天食である。米飯や副食はいっさいない。その代わり、柿茶は自由に飲んでもよい。

寒天食の次は、ふつうの食事に切り替えられる。主食は玄米飯で、それに副食が一品と生《なま》食《しょく》がついている。生食というのは、生の根菜や葉菜を取り混ぜて、泥状にすり潰したものである。生食を食べるようになってから、腹が張ってガスがよく出る。

M医師によると、人間は低カロリーの生野菜だけ食べても生きていける。そして、強健な体質に改善することも可能である。そのために、安全な生食療法を施すのだそうだ。

最初のうちは体重が減ったり、下痢をしたりするが、これには体内の毒素を減らし、血液をきれいにする作用がある。寒天だけを食べさせるのはそのためである。万病根治の秘法ともいうべきで、体質改善法としては、すぐれた治療法だとM医師は自負している。

患者の懐具合を考えて、治らなくても三ヵ月で退院を勧められる。O氏もいったん退院し、しばらく家で養生した。自宅でもM医院とほぼ同じ食生活を続けるよう勧められていたO氏は、野菜をすり潰す器具や、軽い運動器具なども自主購入し、熱心に取り組んだ。

その後再入院したO氏は、一からやり直すつもりで治療を受けた。寒天食を始めて四日目の夜であった。低血糖になり、便所のなかで倒れた。しかし、M医師は同じような治療をくり返すだけで何の進展もなく、二度目の入院も三ヵ月で切り上げることになった。

異変が起こったのは、それからである。O氏の起居する部屋には尿臭がこもった。O氏は頭痛や胸の苦しみを訴え、不規則な呼吸をしながらときおりわめく。家族は不安になり、M医院へ電話をかけた。O氏の衰弱ぶりや、全身の浮腫、日常動作が困難になっている様子を訴えた。M医師は黙って耳を傾けていたが、間を置いてこう言った。

「できるだけ早く病院へ行きなさい。透析が必要です」

これまでM医師からいろいろな指示を受けたが、これがもっとも明確な答えであった。しかし、民間薬でよくなると言った者が、手に負えなくなったからといって西洋医学へたらい回しにしたのである。

O氏はただちに入院し、血液透析を受けた。やがて症状は落ち着き、その後職場へ復帰した。

北京の漢方商法

北京旅行から帰ってきたH医師の土産話である。

団体旅行に加わったH医師は、一般の旅客とともに北京を訪れた。ガイドに引率されるまま、名所旧跡のほか、中医病院見学と称する見学にも付き合った。

明らかに漢方好きの日本人をカモにした商法である。一行は北京のある病院に案内され、脈を診てもらった。H医師だけは、診療を受けずに待合室で待っていた。受診後、みなは受付で大きな薬袋を受け取り病院を後にした。診察料込みで数万円払った人もいたという。薬袋のなかを調べると、刻みの生薬や錠剤、カプセル剤などの中医薬が入っていた。H医師は、健康な人の脈をとっただけで、これだけの中医薬を処方する根拠がわからない、と回想している。団体客は、いわゆる漢方商法に引っかかったのである。

二　世界の薬用植物をみてみよう

タイの伝統医学

タイ民族は、もともと中国雲南省近辺に居住していたが、七、八世紀に現在の地に移動したといわれている。当時、インド文化の影響を受けたので、タイの王家はこのインド文化を取り入れた。一方、タイと中国の関係も密接で、タイ王家は一九世紀まで中国に朝貢していた。現在では、華僑の数が全人口の十数%をも占める。

タイには、王侯貴族のための宮廷医と、庶民の治療にあたる民間医が存在していた。二〇世紀に入ると、西洋医学がタイにも導入され、タイ伝統医学と西洋医学との抗争が起きた。これは中華民国初頭に中国で起きた、伝統医学と西洋医学との抗争と同じようなものである（第6章参照）。

結局、タイ伝統医学は西洋医学の波に押し流され、西洋医学のみが公認された医療制度となっている。しかし、伝統医学は庶民の間で受け継がれていた。

一九五七年、タイ政府は伝統医学を教育するために医学校を開設した。一九七〇年代には、免許を取得した者は年間一、〇〇〇人近くにのぼったが、一九八〇年代には数人に激減した。

一方、民間医は先祖代々伝承による医業を営み、おもにその地方に産する薬草を用いて治療にあたっている。このような人たちは、薬草採集の経験に基づいた豊かな知識をもっているので、薬用植物の研究をするうえで貴重な人材でもある。

タイの薬品を扱っている店は、西洋医薬の薬局、中医薬局、タイ薬店の三種類にわけられる。西洋医薬の薬局は欧米の薬局と同じようなもので、中医薬局は中国の中医薬局とほぼ同じである。タイ薬店は、伝統医薬を調剤し販売するほか、中医薬も販売している。そのため中医薬局と区別できないタイ薬店もある。

タイの生薬から新薬を開発した日本の製薬企業

タイ独自の薬用植物については、医薬としての研究があまり行われていない。一九六七年から一九七四年にかけて、日本の生薬学者がタイの薬物の現地調査を行い、数多くの市販生薬を収集した。一九七二年、胃潰瘍治療薬の新薬を探索していた日本の製薬企業の研究者は、タイ独自のある薬用植物に着目した。

数多くのタイ産の生薬や薬用植物を買い求め、研究を始めた彼らは、傷薬として用いられている生薬に、すぐれた抗潰瘍作用のあることを突き止めた。この生薬から単離した活性成分は、ジテルペン系化合物である。植物のタイ名にちなんでプラウノトールと命名した。

一九八二年、プラウノトールは胃潰瘍治療薬として、当時の厚生省の許可を得、健康保険適用薬として用いられている。

この新薬は、胃粘膜に対して血流量の増加、粘液物質の生成促進、プロスタグランジン生成促進、粘膜抵抗性の増強、粘膜再生の促進などの作用が確認されており、主として防御因子増強型の抗潰瘍薬である。

適応症としては胃潰瘍、胃粘膜病変（びらん、出血、発赤、浮腫）の改善、急性胃炎や慢性胃炎の急性増悪期に用いられる。授乳期の婦人が服用すると母乳中に移行するので、やむをえない場合は授乳を避けて服用する。高齢者では生理機能が低下しているので、減量が望ましい。

副作用の報告は腹部不快感、便秘、肝機能障害、発疹、皮膚瘙痒などがある。

秋山敏行「世界の薬用植物」日本薬剤師研修センター（二〇〇〇年）を参考にした。

インドネシアの伝統薬――ジャムー

ある統計によると、インドネシア全人口約二億人中、病院で受診する患者は約二〇%である。医家向け薬品の年間総売上は、四億米ドル。それに対し、伝統薬は二億米ドルしかない。インドネシアの薬草は、おもに伝統薬と伝承生薬に利用されている。

伝統薬とは、動物、植物、鉱物それぞれ単独または混合で、経験に基づいて伝統的に用いられている薬である。なかでもジャムーは国民に広く用いられている。

ジャムーの使用目的は、健康増進と病気の治療の二つにわけられる。男性の場合は強壮や強精、女性は美容と健康のためといったところである。届け出なしで、原料として用いることのできる生薬は五四品目である。

インドネシアには豊かな薬草資源がある。これら豊富な植物資源は、世界的にみても貴重な財産であり、インドネシア政府の伝統薬に対する適切な対応が望まれる。

健康省の内部でも、伝統薬を見直そうという動きが始まっている。しかし、インドネシアは経済、政治ともに不安定なので、本格的な取り組みはまだ当分実現しそうにない。

材料が手に入りやすいこともあって、インドネシアの伝統薬については内外の研究者により多くの研究が行われている。しかし、これらの生薬からは、新薬の創出に結びつく成分は見つかっていない。緒方善武氏の調査によると、今までに約四、六〇〇点の標本を集めているが、そのうち約一、六〇〇点はいまだに文献に記載がない。

緒方善武「世界の薬用植物」日本薬剤師研修センター（二〇〇〇年）を参考にした。

アーユルヴェーダ圏――インド、チベット、ネパールの民族薬

インド医学は、アーユルヴェーダと称し、生命の学問と訳される。中医学と同類の伝統医学である。

医学独自の理論が確立され、原典が明確で、教育体制が整っている。アーユルヴェーダの独特な理論によると、人体はドーシャ（人間がもつ目に見えないエネルギー）、ダートゥ（体を維持するために必要な人体構成要素）、マラ（汗、尿、便による排泄物を指す）の三つからなる。

薬としては、天然に由来する動物、植物、鉱物からなる生薬が用いられる。小松かつ子氏らの調査によると、アーユルヴェーダで用いられている生薬は、二、〇〇〇から二、五〇〇品目あるが、これらの生薬にはおのおの特徴のある薬効が存在する。生薬は単独で用いられることもあるが、混合して処方箋薬とする場合も多い。

七世紀ごろのチベットは、中国ほど高度に文化が発達していなかったため、インド仏教や医学を直接受け入れることができた。当時、医学を学び医療を担当する者の多くは僧侶であった。

チベット仏教の寺は、現在の大学、さらには病院の役割をも果たしていたと考えられる。チベット医学は、インド医学によく似ている。しかし、インド以外の国の伝統医学的要素もあり、さらにチベット独自の要素もある。

小松かつ子氏らの調査によると、チベット医院の薬剤部には二〇〇から二五〇品目の製剤が置かれ、その多くが丸剤で、地域によっては散剤を多用する所もある。原料生薬は三〇〇から五〇〇品目で、チベット産のものが八〇%以上を占める。チベット生薬は、高山植物の地上部あるいは全草からなるものが多い。それらは、チベット医院の職員が自ら採集する。

このように世界各地には東洋医学と同じような伝統医学が存在している。インド文化圏のアーユルヴェーダは三、〇〇〇年以上も前に生まれ、現在でも医療に役立っている。

ヒマラヤは、古くから伝統医学で用いる薬の供給源として知られ、今も多くの天然薬物を各国へ輸出している。

ネパールでは、現代医学とともに、アーユルヴェーダやチベット医学などの伝統医学が、身近な医療として息づいている。都市部を除き、容易に病院で受診することができない地方が多いネパールでは、祈禱師による祈禱や薬草を用いた治療が今でも行われている。それでよくならない場合、僧医やアーユルヴェーダの診療所で受診することになる。

これらの治療では、天然由来の薬物、植物、動物、鉱物などが用いられる。そのなかには、熱帯から亜熱帯に産するコショウ、ショウガ、ウコン、シナモンなどがある。さらに、温帯の植物、ヒマラヤの亜高山帯に産する植物までが含まれる。

小松かつ子、高野昭人「世界の薬用植物」日本薬剤師研修センター（二〇〇〇年）を参考にした。

インディオの民族薬――アマゾンの妙薬

アマゾン流域には、数多くの異なった種族や部族のインディオが住んでいる。種族や部族によって用いられる植物はさまざまで、その使用法も異なることがある。インディオの民族薬は、企業によって世界各地へ輸出されている。アマゾン周辺のいくつかの生薬を挙げてみよう。

・タヒボ

タヒボは、ノウゼンカズラ科の高木である。古代インカ時代から、インディオはこの樹皮の内側だけを粉にして飲用してきた。有効成分はフラノナフトキノン化合物で、利尿薬や収斂薬として用いられる。その変種にイペーローザという植物があり、樹皮と葉は糖尿病、胃潰瘍に、花は鎮咳に用いられる。また抗腫瘍作用が報告されている。

・ガラナ

ガラナは、ムクロジ科の蔓性低木である。小さな実は熟すと裂けて、なかから黒い種子が見

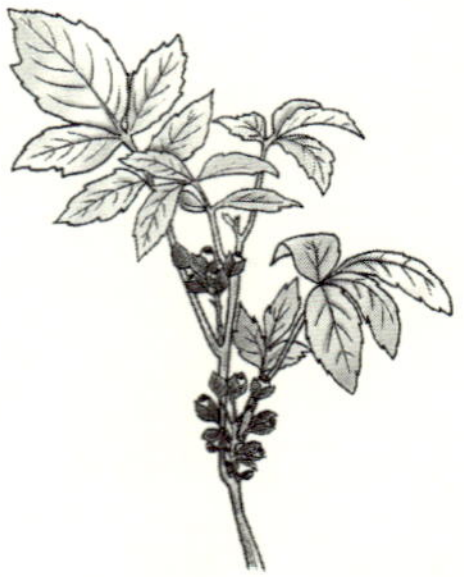
ガラナ

える。この種子を発見したのがガラニス族であるため、ガラナと命名された。先住民は、この種子をペースト状にして食べる。

ガラナの有効成分は、当初ガラニンと称していたが、のちにカフェインと呼ばれるようになった。そのカフェイン含有量は、コーヒーの三倍にもおよぶ。ほかにテオフィリン、テオブロミンなども含まれている。ブラジルでは、ガラナソーダが飲料水として製品化されている。また、強壮薬として多くの人が愛用している。

ガラナは止瀉作用、鎮痛作用、神経興奮作用がある。ガラナの服用による血液中の血小板凝固の抑制、記憶力の向上も実証されている。ほかに、抗ウイルス作用、脂質の抗過酸化作用などの有効性も証明されている。

・グラビオラ

グラビオラは、バンレイシ科の低木である。和名はトゲバンレイシで知られ、熱帯各地に分布する。すべての部位が薬になる。

種子や葉、根に殺虫効果のあるアセトジェニンが含まれる。果実や種子は収斂薬、駆虫薬に用いられる。根は解毒薬、葉はリウマチ薬とする。花は神経痛、リウマチに用いる。

キューバの民族薬に含まれるグラビオラの葉に、降血圧作用が認められている。また、抗腫瘍作用や抗エイズ作用も報告されている。

・ムイラプアマ

ムイラプアマは、ボロボロノキ科の低木である。南米を訪れた探検家がヨーロッパへ持ち帰った。月経障害や消化不良に用いられている。最近、アメリカでも人気のハーブとなった。効能を解明するために成分研究がなされ、ステロイド、クマリン、タンニン、モノテルペノイドなどが報告されている。

ムイラプアマは強壮薬、催淫薬として知られている。すべての部位を使用できるが、とくに根と樹皮は性能力の低下、リウマチ、神経衰弱などに効くとされている。

川西和子「アマゾン流域で用いられる民族薬」日本薬剤師研修センター（二〇〇〇年）を参考にした。

三　欧米の薬用植物――ハーブの文化

欧米の生薬事情

ドイツでは、ほとんどの生薬製剤は、非処方箋薬として扱われている。予防または緩和の治療効果をもつ生薬のみが、伝統的ハーブ治療薬とみなされる。何品目かの生薬製剤は、安全かつ栄養効果が認められる場合にのみ食品として黙認されている。この場合、食品と明示することが義務づけられ、医薬品的な効果、もしくは著しい栄養効果を表示してはいけないのである。植物から単離された化学物質は、生薬製剤とはみなされない。たとえばジギトキシン、メントール、シネオールがそうである。

イギリスでは、二〇世紀までは薬草を用いた治療が医療の主流であった。しかし、化学薬品の登場により、薬草は使われなくなった。そのため、医療は化学薬品中心となった。一九六八年までは法律で薬草医を認めていたが、薬草医は廃止され、この年から薬草は薬事法で規定することになった。生薬製剤は薬事法で規定され、五四八品目が認められている。生薬製剤は医薬品とされているが、薬局以外の小売店でも販売されている。生薬製剤の場合、安全かつ医薬品的効果を表示しないものは食品とみなされる。安全性に対する責任は販売者側にある。また毒性の強い薬草は、食品や医薬品として販売することはできない。

フランスでは、薬用植物は医薬品としての特性をもつ植物として、フランス薬局方に収載されている。薬用植物の販売は、一部の例外を除いて薬剤師が行う。生薬は医薬品として用いられ、新鮮な植物または乾燥した植物から得られたもの、あるいは未処理の植物滲出液(乳液、ゴム、樹脂など)などが含まれる。生薬から単離された化学物質は、生薬製剤とみなされない。

毒物や麻薬類を含む植物は処方箋薬とされる。たとえば、ベラドンナがそうである。佐竹元吉氏の調べによると、認可された生薬は約五三〇品目で、おもな適用はダイエット補助、緩下剤、軽い強精作用、血流改善などである。

オランダの生薬製剤は、ヨーロッパ共同体ガイドラインの定義を活用している。生薬製剤は医薬品として承認を受け、登録すれば販売できる。未承認、未登録の生薬薬品は、医薬品ではなく健康食品とみなされる。

次にアメリカをみてみよう。初版のアメリカ薬局方では、二一七品目の生薬が収載されていたが、二三版では二六品目に減っている。すぐれた化学薬品の登場により生薬の役目が果たせなくなった。一九九四年一〇月、生薬や生薬製剤を含む栄養補助食品の規制に関するハッチ・ホキン法案が議会で可決された。栄養補助食品の摂取と心臓病、骨粗鬆症、がんなどのような疾患の予防との間に関連性があることが裏づけられたためである。そして、これらの有効性が確認された生薬の一部は、アメリカ薬局方に収載するよう検討も行われている。

佐竹元吉「ヨーロッパ生薬（ハーブ）の動き」日本薬剤師研修センター（二〇〇〇年）を参考にした。

欧米の薬用植物を用いた健康食品

・イチョウ葉

イチョウは、イチョウ科の落葉高木である。中国原産で、日本へは室町時代に導入された。現在は日本各地、アジアに広く分布し、ドイツなどヨーロッパにも移植されている。葉の主成分はフラボノイド、ギンコライド、ビロバライドのテルペンラクトンである。中国では果実を喘息、肺や気管支疾患の治療に用いている。

イチョウ葉エキスには、脳血流量を改善する作用がある。ヨーロッパでは薬として用いられ、話題を呼んでいる。ドイツやフランスでは、脳血管障害や認知症の予防、治療に用いられている。葉は緑色のものでなくてはならず、落ち葉では効き目がない。

民間療法では、頻尿や夜尿症、淋病、駆虫などに用いられる。種子は去痰、鎮咳に効果があるといわれている。

副作用の報告は頭痛、アレルギー性皮膚炎、胃部不快感、胃腸障害などがある。妊婦や授乳期の婦人は、摂取を避けたほうが望ましい。また、モノアミン酸化酵素阻害薬や抗凝固薬との併用による相互作用がみられる。種子の過剰摂取や長期間にわたる飲用に注意が喚起されている。

・エキナケア

エキナケアは、キク科の多年草である。北米に自生し、一九世紀末にはヨーロッパへ持ち込まれて栽培されるようになった。

もともと北米原住民の民族薬で、創傷、熱傷、虫刺され、鎮痛、鎮痙などに利用されていた。一九一六年から一九五〇年までの間、アメリカでは薬局方に収載されていた。もっとも売れている栄養補助食品の一つである。

エキナケアの有効成分は、カフェー酸やポリサッカライドのエキナコサイドなどであるが、その作用機序は明らかではない。

ドイツでは、エキナケアを医薬品と認めているので、風邪やインフルエンザ予防のほか、頭痛、鼻炎、気管支炎などに用いられている。また抗菌作用、抗ウイルス作用、抗炎症作用があると評価されている。

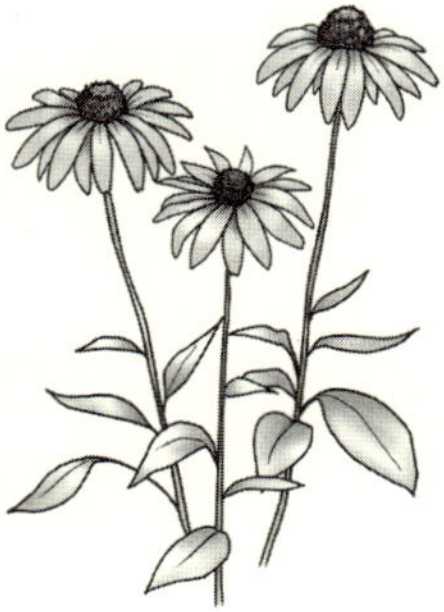
エキナケア

結核や白血病、多発性硬化症、自己免疫疾患のような進行性疾患には、免疫不全を招く恐れがあるため、服用を避ける必要があるとの報告もある。

・セント・ジョーンズ・ワート

セント・ジョーンズ・ワートは、オトギリソウ科の多年草である。おもにヨーロッパ、西アジア、北アフリカに広く分布し、日本にも帰化して野生化している。

聖ヨハネの草の意味で、和名をセイヨウオトギリソウという。花や地上部に薬効があり、ヨーロッパでは民間薬として用いられている。イギリスの最初の薬局方に収載され、現在はフランス、ドイツの薬局方にも収載されている。

アメリカ、イギリスでは栄養補助食品として販売され、ドイツでは天然の抗うつ用薬品として認められている。ヒペリシンやプソイドヒペリシンが含まれているので、抗ウイルス、抗セロトニン、創傷治癒などの作用も報告されている。

セント・ジョーンズ・ワートを含みながら、その医薬品的な効能を表示しないものは健康食品として流通し、ほかの薬との併用による相互作用が懸念されている。たとえば、強心薬のジゴキシン、免疫抑制薬のシクロスポリン、抗ヒト免疫不全ウイルス薬のインジナビル、気管支拡張薬のテオフィリン、抗凝固薬のワルファリンなどの医薬品と併用すると、薬の効き目が弱まったり、副作用が強く出ることがある。

・ノコギリヤシ

ノコギリヤシは、ヤシ科シュロ属の植物である。北米からメキシコにかけて広く分布する。果実は、古くから現地の伝統食に用いられてきた。主成分は脂肪酸、ステロール類、カロチノイド、フラボノイド、ポリサッカライドなどである。

一八三〇年から約一〇〇年間、アメリカ薬局方に収載されたが、その後果実の使用は民間薬にかぎられている。

ドイツでは、果実エキスを医薬品として認めている。健康食品では、ノコギリヤシエキスにビタミンEなどを加え、飲みやすくカプセル剤や細粒剤に加工している。前立腺肥大症による排尿困難や頻尿などの症状に対して、改善効果が認められている。

過剰摂取による副作用や、そのほかの有効成分はまだ十分にわかっていない。まれに胃腸障害が現れることがある。

・マリアアザミ

マリアアザミは、キク科の植物である。地中海沿岸の南ヨーロッパや北アフリカ、アジアに広く分布している。花はアザミに似ているので、オオアザミとも称する。葉や根、頭花は食用に供する。欧米では、人気の高い栄養補助食品の一つである。

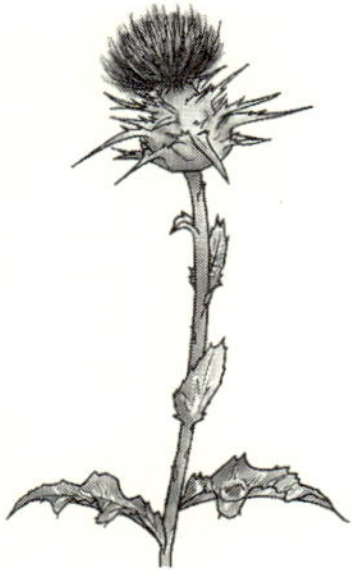

マリアアザミ

ヨーロッパでは、古くから肝疾患や母乳不足に用いられている。ドイツでは、種子抽出エキスを肝臓の解毒薬として認可している。ヨーロッパ各国、韓国、中国でも医薬品として認められている。

種子はシリマリンというフラボノイド混合物を含み、ほかにシリビン、シリジアニン、シリクリスチンが単離された。

シリマリンのおもな効用は、肝臓保護作用、発がん抑制作用、抗酸化作用、強壮作用、利尿作用などである。キノコ中毒に対する解毒作用の報告もある。

・メマツヨイグサ

メマツヨイグサは、高さ一メートルほどの一年生草木である。アメリカ、カナダ原産で、黄色の花をつける。北米では、古くから皮膚疾患や切創の治療に利用されている。一八世紀にヨーロッパへ持ち込まれ、鎮咳のシロップに用いられた。

種子には、パルミチン酸、ステアリン酸、オレイン酸、アラキドン酸、イコセン酸、リノール酸、γ-リノレン酸などが含まれる。天然物のなかでγ-リノレン酸を含むものは数少ない。メマツヨイグサの種子の脂肪酸のうち、γ-リノレン酸が七・五%を占めているのは驚きである。

γ-リノレン酸は、皮膚の表皮細胞に必要な成分で、不足すると水分の調節異常が起こり乾燥肌の原因になる。アトピー性皮膚炎に効果があることが、臨床試験で明らかになっている。アトピー性皮膚炎の場合、γ-リノレン酸を摂りすぎると逆効果になるので注意が必要である。γ-リノレン酸は酸化しやすいので、ビタミンEなどの抗酸化作用のある成分と併用するとよい。

関田節子「世界の薬用植物」日本薬剤師研修センター（二〇〇〇年）を参考にした。

四　健康食品の落とし穴

飲み合わせには要注意

今や健康食品は現代人の必須アイテムとなった。テレビや新聞、雑誌などで大々的に効能が宣伝され、スーパーやコンビニエンスストアの店頭などには数多くの健康食品があふれている。その売上は、大衆薬市場を上回るといわれている。

ある統計によると、国民の三〇％が何らかの健康食品を常用している。ところが、健康によいつもりで食べた食品が、薬との同時摂取により思いもよらぬ悪影響をおよぼすことがよくある。

近年、食品と医薬品の代謝相互作用が大きく取りあげられるようになってきた。その典型的な例として、グレープフルーツジュースが知られている。

グレープフルーツジュースは、降血圧薬の一種のカルシウム拮抗薬との相性に問題がある。コップ一杯のグレープフルーツジュースといっしょに飲むと、血中濃度がなんと四倍になってしまう例もある。ほかにも高脂血症、不整脈、うつ病の薬など、効果が強く出てしまうので、飲み合わせをしないように心掛けることである。

クマリン誘導体は、高等植物を中心に広く植物界に分布し、とくにセリ科、ミカン科、マメ科、キク科などに多くみられる。

植物由来のほかの天然フラノクマリン類にも、グレープフルーツジュースと同様の阻害作用が予想される。したがって、フラノクマリン含有の生薬、食品、香辛料と医薬品同時摂取には、十分な注意が必要である。パセリ、セロリ、コリアンダーなどのセリ科植物を原料とする食品と、陳皮《ちんぴ》、橙皮《とうひ》、枳実《きじつ》などのミカン科植物由来の生薬との併用を避ける。

医者にはきちんと説明しよう

柿渋は、渋味の強い柿の未熟果実を圧搾して得た果汁を乾燥したもので、シブオールというタンニン質が含まれている。血管の透過性を高め、高血圧を防ぐ働きが知られている。

六六歳になる高血圧症の患者がいる。親戚から高血圧症に効くと言われて、びん詰めの柿渋をもらった。そのままでは飲みにくいので、炭酸飲料などに混ぜて飲む。しかしいくら薄めても、口のなかがしびれるほど渋い。高価な薬であるうえ、くれた人の顔も立てねばならない。治療のためだと自分に言い聞かせ、ひたすら飲み続けた。

そのうち便秘がちになってきたので、通じをよくするため、バナナや大根おろしを努めて食べた。だがあまり効き目はなかった。かかりつけの医者には、柿渋を飲んでいることを告げず、ただ通じがないと言って緩下剤をもらっていた。

あるとき、往診の依頼があった。医者が行ってみると、便が出なくて苦しんでいた。そこではじめて柿渋を飲んでいたことを聞き、便秘の原因がわかった。渋柿に含まれるタンニンのせいで便秘になったのである。医者は浣腸を施し、悪戦苦闘の末、ようやく糞石を排出させた。

民間薬や健康食品の流行している時勢、こういう症例は跡を絶たない。

肝臓によいはずのウコンで肝機能障害

ウコンは、亜熱帯アジア原産のショウガ科多年草である。タイ、インド、台湾などが主産地で、南米からも輸入されている。中国から琉球王朝へ導入され、日本では現在でも沖縄がおもな産地になっている。

黄色染料として、かつてたくあんや僧侶の衣を染色した。芳香性健胃、利尿、胆石症、黄疸などに用いるが、そのおもな用途はカレー粉の原料である。

葉は長楕円形で緑色、カンナの葉に似ているが、茎はカンナのように伸びない。葉先はとがり、葉面は無毛で、平行脈がよく見える。

ウコンの主成分はクルクミンで、胆汁の分泌を促し、解毒作用で肝機能を助ける。精油成分には抗酸化作用もあるので、動脈硬化の予防にもなる。ほかに皮膚がん、大腸がん、前立腺がんに対する抑制効果があることがわかっている。

ウコンには春ウコン、秋ウコン、紫ウコンの三種類があり、黄色色素クルクミンの含有量は秋ウコンが一番多い。

中国から個人輸入される健康食品のなかで、ウコンを含む痩身薬による肝機能障害が報告されている。やせるつもりで飲んだ食品が、逆効果になったのである。

したがって、肝機能障害の患者を診察する場合、ウイルス性、アルコール性、それに加えて健康食品によるものをも念頭に置く必要がある。

また、脳梗塞や心筋梗塞、血栓症の患者に投与しているワルファリンは、ウコンとの併用により出血を招く恐れがある。

ところ変われば名も変わる

薬用植物製剤の治療薬としての用法に関しては、国によって伝統的な違いがある。たとえばニンニクは、ドイツでは動脈硬化の予防に、イギリスでは咳と風邪に用いられている。

このほか、国によって薬草の取り扱い方が違う例を挙げてみよう。

日本では漢方薬として処方されている麻黄《まおう》（マオウ科の草状の常緑低木。茎にアルカロイドを含む）は、アメリカでは栄養補助食品として売られているため、自由に手に入り、乱用されやすい。麻黄のエフェドリン成分の副作用として、若者が大量に飲んで幻覚を起こし死亡した例が多くある。

海外では、中国の伝統薬を飲んで腎機能障害を起こした症例がひんぱんに報告されている。これらの伝統薬には多種類の生薬が混合されており、しかも生薬に含まれる成分もそれぞれ多岐にわたる。そのため、薬効の評価や副作用出現の原因を明確にすることが難しい場合が多い。合成医薬品と違って、伝統薬の体内動態、代謝、排泄などの作用機序はほとんど明らかにされていない。

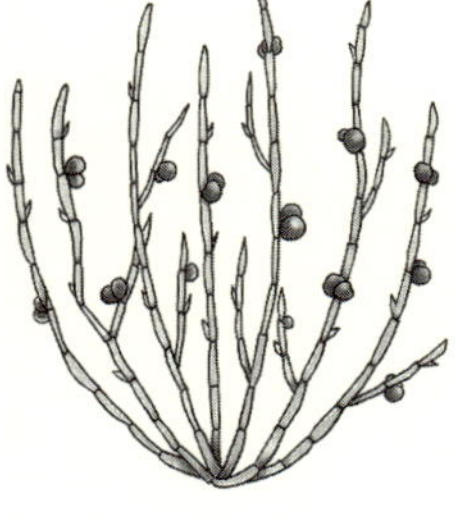
マオウ

たとえばアリストロキア酸は、アリストロキア属の植物に含まれている成分で、腎機能障害を起こすことはよく知られている。日本では、アリストロキア酸を含む生薬や漢方薬は、医薬品として承認許可を受けていないため、製造も輸入もされていない。

しかし、アリストロキア酸を含む漢方薬の個人輸入によるものと疑われる腎機能障害が報告されている。生薬の呼称やその薬としての認識のされ方は国によって異なる場合があるため、漢方薬の取り扱いについては注意が必要である。この例で注意すべき漢方薬には、次のようなものがある。

日本薬局方防已《ぼうい》は、オオツヅラフジの蔓性の茎や根茎とされている。中国などでは、アリストロキア酸を含む広防己《こうぼうき》（シマノハカズラ）が防已として用いられることがある。

日本薬局方細辛《さいしん》は、ウスバサイシンまたはケイリンサイシンの根や根茎と規定されている。根や根茎にはアリストロキア酸は含まれていないが、地上部にはアリストロキア酸が含まれる。中国などでは、地上部を用いていることがある。

日本薬局方木通《もくつう》は、アケビまたはミツバアケビの蔓性の茎とされている。中国などでは、アリストロキア酸を含む関木通（キダチウマノスズクサ）が木通として用いられることがある。

日本薬局方木香《もっこう》は、トウヒレン類の根であるが、中国などではアリストロキア酸を含む青木香（マルバウマノスズクサ、ウマノスズクサ）や南木香（雲南馬兜鈴《ばとれい》）が木香として用いられることもある。

このように、国によってそれぞれ呼称や使用部位が異なるので、中国の伝統薬による副作用が起こりうるのである。

医薬品・医療用具等安全情報一六一号（二〇〇〇年七月）を参考にした。

死亡例も出たこわいダイエット食品

世界的に、痩身目的で用いられる、いわゆるダイエット食品による健康被害が多発している。厚生労働省もこれらの健康被害の防止対策に努めているが、被害は跡を絶たない。当局の調査した中国製痩身用食品の事例を挙げてみよう。

六〇代の女性二名が被害者である。二人は、中国から未承認医薬品、御芝堂減肥膠嚢《おんしどうげんひこうのう》と称する薬を個人輸入した。二〇〇二年二月から五月ごろ、この痩身用カプセル剤を服用した。一ヵ月後、全身倦怠感、吐き気、食欲不振の症状が現れた。臨床検査の結果、肝機能の異常が認められた。その後、一名は急性重症肝不全により約二ヵ月後に死亡。後の一名も、入院加療を要した。当局は肝機能障害がこの製品によるものと疑い、分析を行ったが、原因となる物質は判明しなかった。

二〇〇二年三月ごろ、五〇代の女性が痩身目的で中国から個人輸入した未承認医薬品、繊之素膠嚢《せんのもとこうのう》を服用した。服用後一ヵ月で黄疸が現れた。臨床検査の結果、肝機能に異常が認められ入院加療を要した。この製品について、国立医薬品食品衛生研究所の分析結果から、乾燥甲状腺末とフェンフルラミンが含まれていたことがわかった。ほかにも同製品による甲状腺機能亢進症の被害がみられる。

もう一つの事例は、花紅柳緑茶《かこうりゅうりょくちゃ》と称するハーブ類を原料とした痩身用健康食品である。この茶を服用後、肝機能障害が発生し、生体肝移植手術を受けたとの報告があった。

二〇〇二年、当局の集計によると、すべての健康被害者数は七九六名、うち死亡四名である。御芝堂減肥膠嚢による一九四名の被害者のうち、肝機能障害一三五名、甲状腺障害一九名、詳細不明四〇名。繊之素膠嚢による一九七名の被害者のうち、肝機能障害一二〇名、甲状腺障害三二名、詳細不明四五名となっている。三九一名の被害者のうち、一三四名が入院していた。

食生活を通じた健康づくりに対する関心の高まりから、健康食品を利用する者が増えてきている。そのようななかで、健康食品の効果や根拠が十分に説明できていない不正確な情報が氾濫している。消費者が適切に利用できるのかどうかという難しさをはらんでいる。

錠剤やカプセル剤など、手軽に摂取できる健康食品は、濃縮や加工などの工程を経てつくられることが多い。これにより、原材料のなかに存在する微量の毒性物質なども同時に濃縮されてしまうことがある。また、個々の製品レベルで成分のかたよりが生じることも大いにあるので、過剰摂取による健康被害につながる恐れがある。

健康食品と称して販売されているもののなかには、医薬品成分を含むものがある。これらの摂取による重篤な健康被害が多発しているので、いわゆる健康食品の利用にあたっては留意が必要である。

普通に食事を摂っていれば、なにも健康食品に手を出すことはないのだが……。

第4章

中国伝統医学の礎

中国医学史上、名医と称される者は枚挙にいとまがない。ここで取りあげた名医は、そのなかのほんの一部であるが、いずれも医徳を備え、奇行に富んだ者や独創的な医療を行った者ばかりである。異なる時代に生き、経歴も違う彼らすべてに共通しているのは、名利を求めず、研鑽を積んできたことである。そして医徳と医術を兼備し、医の倫理を貫いた。その姿は、現代の医者の規範となっている。

日本の漢方の礎を築いた、中国三、〇〇〇年の医学史をひも解くとしよう。

一　上古の名医

上古の医療

医療行為は、人類の進化とともに発達した。祈禱やまじないで病を治す風習は、文化の未発達な時代の世界中のありとあらゆる民族に共通している。

上古（大昔）の医療は呪術に始まり、呪術と医の併合、そして医の分立へと発展した。古代の薬物は植物が主で、動物がそれに次ぐ。これが医薬の始まりである。歴代の医者は、経験を重ね独自の療法を編み出し、医療の基礎を築いていった。

上古の医学に関する記載は神話が多く、信憑性に乏しい。殷代では呪術による医療が主流であった。この時代は、日本では縄文時代の後期にあたる。

現存する古代中国の文献のなかで、もっとも古い薬物に関する書籍は『詩経』で、数多くの動植物を収録している。その数は、薬用植物だけでも五十余種にのぼる。医学においては、病と闘った長い歴史を経て観察が細かくなり、疾病に対する認識が高まった。

春秋時代に入ると、医術と呪術の激しい対立が起こり、ついに医学は呪術から脱却した。たゆまぬ発展のもと、民間から医療を専業とする者が現れ、春秋時代から戦国時代にかけて、初歩的な医学理論の基礎を築きあげた。たとえば伊尹《いいん》、医緩《いかん》、医和《いか》、医竘《いこう》、文摯《ぶんし》、長桑君《ちょうそうくん》、扁鵲《へんじゃく》らの名医を輩出した。なかでも、扁鵲は当時の医学界の代表的な人物であった。これらの人びとの業績をたどってみよう。

伊尹は姓を姒《じ》、名を伊といい、号を阿衡《あこう》という。尹は官名で、伊尹と称したのは母親が伊水に住んでいたからである。

もともと伊尹は料理人であったが、食物を薬物に応用する理論を調理法にたとえて湯王を心服させ、補佐役に取り立てられた。のちに湯王を助けて夏王朝を滅ぼし、天下の重鎮となった。

伊尹は、料理だけでなく医学にも通じ、はじめて湯液をつくった人物として知られている。調理の過程で薬物をつくるのは十分に可能である。医食同源説から考えても、食物と薬物には密接な関係がある。生姜《しょうきょう》（ショウガ）や桂枝《けいし》（シナモン）を例にとると、常用の薬物にも調味料にもなるので、伊尹はその効用を病の治療に応用したのである。伊尹は百余歳まで生存したといわれ、本草の薬効をよく心得て、『湯液本草』を著した。

病膏肓《こうこう》に入《い》る

医緩は、春秋時代の秦国の人で、医和と比肩する名医であった。景公一九年（前五八一年）に晋国の景公が病にかかり、秦国の桓公は医緩を晋国へ治療に遣わした。医緩が到着するまでの間に、景公は夢を見た。病が二人の童子の姿になって現れ、その一人が、

「医緩は名医だから、おそらく僕らはひどく傷めつけられるだろう。どこへ隠れようか」

と言うと、もう一人が、

「肓の上と膏の下に潜り込めば、医緩だってどうすることもできやしないさ」

と答えた。

やがて医緩が到着し、景公を診察して言った。

「病は肓の上、膏の下に入っているので、どんな治療をしても治りません。もはや鍼も薬もおよばず、手の施しようがございません」

景公はさすが名医と感心し、礼を尽くして帰した。景公はその一〇日後に亡くなった。

この故事から、治る見込みのないような重病にかかることを、病膏肓に入るという。膏は心

臓の下の部位で、肓は横隔膜の上にあたる。

王の病を治した名医たち

医和は、春秋時代の秦国の人で、医緩とならぶ良医であった。晋国の平公一七年（前五四一年）、平公が病にかかり、秦国の景公は医和を晋国へ遣わした。医和が診察すると、

「これは、女色をむさぼり過ぎたために発病したのです」

と告げた。医和は臨床経験に基づいて疾病の原因を説明し、最後に色欲の節制を促した。

医術と呪術が対立していた春秋時代において、医和は六気致病説を説き、鬼神致病説を揺るがせた。これは、後世の医者が唱えた、六淫（風、寒、暑、湿、燥、火）病源説の基礎となった。房事の不節制が病の原因となる概念はそのころすでにあった。陰陽、五味、五色、五声に言及した陰陽説や五行説は、春秋時代から医学の領域に取り入れられていたことがうかがえる。

医竘は、同じく春秋時代の秦国の人で、外科に精通した良医であった。宣王のはれものを切開し、恵王の痔を治療して、みなよくなった。

あるとき、張子《ちょうし》の背中にできものができ、医竘に治療を求めた。張子は、

「背はわが背にあらず。治療を任せる」

と、全幅の信頼を寄せて言った。はたして、できものはただちに治った。医者と患者の間に

信頼関係が存在したからこそ、治療がうまくいったのである。

文摯は、春秋時代の宋国のすぐれた医者であった。あるとき、斉国の閔王《びんおう》が病にかかり、文摯が召されて治療に赴いた。診察の結果、

「この病は、王を怒らせないと治りません」

と、王子に告げた。そして、文摯が靴をはいたまま病床を訪れて問診すると、王は怒って答えなかった。さらに、卑しい言葉を口にしたので、王は激怒とともに嘔吐した。すると病が治った。ところが王の怒りは鎮まらず、文摯を鼎《かなえ》（三本脚の鍋）で煮殺してしまった。

扁鵲の六不治

長桑君は、戦国時代の人で、出身地や生没年は不詳である。医術に精通し、一生かけて集めた薬方や臨床経験をことごとく扁鵲に伝え、扁鵲は一代の名医となった。

扁鵲は、戦国時代の勃海郡鄚《ばく》（河北省任丘市）の人で、姓は秦《しん》、名を越人《えつじん》という。精妙な医術ですぐれた治療効果をもたらした。

扁鵲は若いころ、宿屋の番頭をしていた。たまたま長桑君が逗留し、その間に扁鵲の才能を見込んで秘方を伝えた。こうして扁鵲は、望診や脈診に長け、多くの治療法を心得た医者になった。医術ばかりでなく医徳を備えた彼は、高名になるにつれて妬《ねた》みの対象ともなった。秦

国の太医令（侍医の長）李醯《りけい》は、自分の医術がおよばないと知り、扁鵲を暗殺した。

人が悩むのは病気の多いことであり、医者が悩むのは治療法の少ないことである。扁鵲には、有名な六不治という座右の銘があった。これは、医者が患者に対して説くものである。

第一の不治は、おごりたかぶって道理をわきまえないこと。第二の不治は、身を軽んじ、財を重んじること。第三の不治は、着衣の調節や飲食の節制をしないこと。第四の不治は、陰陽が錯乱し、血気の安定しないこと。第五の不治は、体がやせ衰えて、薬を飲めなくなること。第六の不治は、呪術を信じて医者を信じないこと。

病人に、このうちの一つでも該当すれば、病を治すのが難しいとする。現代の医療にも通じるところがある。

現代の六不治

話はそれるが、一言つけ加えよう。

自ら医者を頼っておきながら、医者の診断をまるで受けつけようとしない患者にときどき出会う。そういう人たちはややもすると家庭医学の本や雑誌などから得た生半可な知識を振りかざして、医者の見立てに理屈をこねて、自分の考えを押し通そうとする。これが第一の不治である。

医者が一生懸命説明しても、聞く耳をもたない。それでいてこういう人はちょっとした病気で医者を呼びつけたりする。

仕事に追われて、病気でも受診しない人、できない人がいる。健康には自信があるからと無理をして働き、受診を延ばし延ばしにする人もいる。昇進前で、休んでなどいられないという会社員もいる。これは少し状況は違うが、扁鵲が指摘した第二の不治にあたる。自分の健康を犠牲にしなければならない風潮はいかがなものか。

こんなことがあった。家人が高熱に苦しんでいる、すぐに来てほしい、という。急いで医者が駆けつけてみると、厚いふとんにくるまった病人は全身汗みどろで、ぐったりとし、声も出ない様子である。よく見るとふとんにはこたつまで入れてある。家族に言って換気をさせ、こたつをはずし寝まきを着替えさせ、病人に水を飲ませると、徐々に落ち着いてきた。この人には以前にも、熱がある場合は厚着をせず、冷やすよう指示しておいたのだが……。

病気を治すには患者自身の節制や養生が大切である。とりわけ慢性の病気などは、ふだんの養生が必要である。処方された薬さえ飲んでいれば病気は治ると思っている患者は多い。しかし、たとえ医者の治療を受けていても、当の患者の節制や養生が悪いと病気は治りにくいものだ。これが第三の不治に該当する。

臓器などに先天的に障害をもっている人や、いわゆる虚弱体質の人は、病気にかかると回復が遅かったり、いったん治ってもまたくり返したりしがちである。これが第四の不治である。治療と養生を心掛け、うまく持病と付き合えば、たとえ蒲柳《ほりゅう》（弱い体質）でも、体調を維持できる。

残念ながら治療も投薬もおよばず、病気が行き着くところまでいってしまうことがある。そうなると体がなにも受けつけない。第五の不治がこれだ。打つ手もなく衰えていく患者の姿を見ると、医者としていいようのない無念さを覚える。

体調不良で受診しておきながら、投与された薬を飲まない患者がいる。面倒だから飲まない不精者も困るが、薬効より神仏を信じる人はもっと困る。これが第六の不治である。

ときとして入院患者に輸血が必要なことがある。以前、こんなことがあった。医者がとある患者の家族に輸血の必要性を訴えたのだが、彼らは宗教上の理由で輸血を受け入れなかった。そしてそのために患者は亡くなってしまったのだ。そこまでは、という人でもどうだろう。手術を受ける日柄などにこだわる人はいないだろうか。

二　中医の形成

秦漢時代に入ると、学術思想が浸透してきた。環境衛生にも注意が払われ、下水処理の設備もできた。また、漢代には公衆便所が設けられ、衛生に対する認識が深まった。医学が充実してきた時期で、淳于意《じゅんうい》、華佗《かだ》、張仲景、王叔和《おうしゅくか》らのような名医を輩出した。

娘の上書で救われた良医

淳于意は、斉の太倉《たいそう》（国の穀倉）の長官を務めていたので、太倉公または倉公と呼ばれていた。若いころから医術を学び、前漢の高后八年（前一八〇年）、公孫光《こうそんこう》の紹介で同郷の元里に住む公乗陽慶《こうじょうようけい》に師事した。このとき陽慶は七十余歳であったが、子はなかった。陽慶は淳于意にそれまでに学んだ医術をすべて捨てさせ、自分の秘伝の医術を教え、黄帝（中国古代伝説上の帝王。道教の祖）や扁鵲の脈書を伝えた。

公乗陽慶の教えに従い、淳于意は病人の顔に表れる色を診て五臓の病気を診断し、治療法を決めた。また、薬論についても陽慶独自の方法を学んだ。定住をせず、各地を巡って診療し、人びとに貢献した。

権勢のある者の診療を拒んだことから、前漢の文帝一三年（前一六七年）、肉刑（入墨、鼻切り、足切り、去勢などの刑罰）にあたる罪があると訴えられ、長安（陝西省西安市）へ護送された。

淳于意の五人の娘は、悲しみに暮れた。男子に恵まれなかったので、このような緩急の際に役に立たないと淳于意は嘆いた。父親の心中を察した末娘の緹縈《ていえい》は、長安まで同行し、冤罪を晴らしてもらおうと上書した。

緹縈の上書を見た文帝は、その心情を深く哀れみ、淳于意を釈放した。そしてこの年、肉刑の法を廃した。これが歴史上有名な緹縈の上書の故事となったのである。

淳于意は、診察した患者の診療録をつけていた。それには、患者の住所、氏名、職業、病状、診断、治療法、薬剤、予後などを記載してあった。現在、医療機関で用いているカルテに近いものであろう。

淳于意の診療ぶりには、考えられないような内容がある。どんな患者でも必ず脈を診て診断し、脈法に基づいて治療する。しかもそれですべての病気がよくなったという。まさに超人的な技である。今日のように、高性能の医療機器や最新の医術を駆使しても克服できない病気は残されている。医術が未発達の時代には、かなりの犠牲者を出したと思われる。現在、中国の中医で使われている二八種の脈は、淳于意の脈学から発展したものである。

往診の語源

淳于意の脈診による症例を挙げてみよう。

斉の章武里《しょうぶり》（山東省）の曹山跗《そうざんふ》が病にかかった。淳于意は脈を診て、肺の消癉《しょうたん》（肺脈がしぼむ病）と診断し、寒熱病を併発していると家人に告げた。そして、「病人は死ぬでしょう。好きなようにさせてあげなさい。もはや治療法がありません」と言った。医法に、「あと三日で気が狂い、起き上がって走り出そうとする。そして、五日後に死ぬだろう」とある。

はたして予測したとおり、曹山跗は死んだ。ところが、淳于意が診察する前すでに別の医者が来て灸をすえ、半夏丸《はんげがん》を飲ませていた（半夏は初夏のころ、カラスビシャクの塊茎の皮を取ったのち、天日乾燥したもの。吐き気、嘔吐などを抑える）。そのために寒熱病を併発したのだ。

この話のなかに、初めて往診という言葉が登場する。

「臣意未往診時、斉太医先診山跗病」

淳于意がまだ往診しないうちに、斉の太医が先に曹山跗の病を診た、という意味である。

現在の中国では、往診を出診と言い替えている。代表的な辞書である『辞源』、『辞海』などにも、往診という言葉は載っていない。中国人でも『史記』の「扁鵲倉公列伝」を読まない限り、〝往診〟を知らないであろう。中国では死語になってしまい、日本だけが現在も使い続けている。

戦後、日本領有から中国に復帰した台湾では、中華民国政府が日本語の使用を禁止したにもかかわらず、今でもいくつかの日本語が残っている。そのうちの一つである〝往診〟は、台湾人の間では出診よりもよく使われている。

世界で初めて外科手術をした名医——華佗

華佗は外科手術の祖として今も尊崇されている。民衆に寄与する医者でありたいとひたむきに人品や徳性の修養に勤めたが、権力に屈することを拒み、非業の死をとげた。華佗の生きた時代、後漢末期は戦争につぐ戦争、また洪水や旱ばつも続き、人民は貧しく、飢えと疫病にも苦しんでいた。この悲惨な体験が、華佗に医者になる決意を固めさせた。

華佗は、麻沸散《まふつさん》という麻酔薬をつくり、実に欧米より一六〇〇年も早く世界初の外科手術を行った。日本では一八〇五年に華岡青洲が、通仙散と称する麻酔薬で乳がんの手術を行っている。通仙散は華佗の麻沸散からヒントを得たとされ、チョウセンアサガオやトリカブトが主成分である。

診療においては、望診や脈診にすぐれていた。ある日、府の官吏の倪尋《げいじん》と李延《りえん》が、頭痛や発熱に苦しみ華佗に受診した。診察の結果、華佗は倪尋に下剤を、李延に発汗剤を処方した。側に控えていた門人の呉普《ごふ》と樊阿《はんあ》が、そのわけを尋ねた。華佗は、症状は同じでも病因が異なるので、おのおのに適した薬を与えたのであると答えた。

寄生虫病の治療についても、経験が豊かであった。あるとき、道端で喉の詰まる病に苦しんでいる者に出会った。華佗は即座に寄生虫病と診断し、酸味の強い萍《うきくさ》の膾《なます》を飲むように勧めた。病人が指示どおりにすると、長い回虫を吐き出して病はよくなった。

また、広陵（江蘇省揚州市）太守陳登《ちんとう》が、胸のむかつきや顔面紅潮で食事も摂れず、華佗に診察を請うた。華佗は脈を診て、胃のなかに虫がいるのを指摘し、一升（一升は約〇・二リットル）の煎じ薬をつくり、三回にわけて飲ませた。しばらくして、陳登は三升の虫を吐き出して苦痛がとれたが、華佗は三年後に再発するだろうと予告した。

はたしてその予告どおりに再発し、華佗の治療を受けられなかった陳登は亡くなった。

とある夜中の出来事である。車夫をしている男が、華佗の診察を求めてやって来た。腹痛が三日続き、別の医者の治療を受けていたがいっこうによくならない。男はあまりの痛さにあえいでいた。華佗は触診してこう告げた。

「腸癰《ちょうよう》です。鍼灸や薬では治りません。開腹して病巣を切除するしか方法がありません」

家族の了承も得られ、手術することになった。麻沸散を酒と調合して男に飲ませ、知覚を失ったところで開腹した。腸の病巣の切除後、皮膚を縫合し、膏薬を塗った。男は術後七、八日もすると動けるようになり、一ヵ月後には車を引けるまでに快復した。

この男は、今でいう虫垂炎であろう。抗菌薬のない時代に一ヵ月で仕事に復帰するとは幸運な男である。

華佗は養生を重んじ、古代の気功や導引（道家の養生法）をもとにして虎、鹿、熊、猿、鳥の動作に倣った五禽の戯という柔軟体操を案出した。五禽の戯を行えば、頭、体、腰、四肢やすべての関節を動かし、老化を防ぐことができるのである。

華佗は晩年、曹操《そうそう》の侍医になるのを拒んだため殺害された。処刑される前に、書き留めた医書を獄吏に託し、後世に伝えてほしいと頼んだ。だが、獄吏は後難を恐れて拒否したので、華佗はそれを焼いてしまい、労作が今に伝わることはなかった。

医学の振興につとめた医聖——張仲景

張仲景は、知徳にすぐれた薬方の祖として、華佗とともに後漢の二大医聖と崇められている。ところが、張仲景に関しては、中国の正史である『後漢書《ごかんじょ》』、『三国志《さんごくし》』のいずれにも記載がないので、生没年や生い立ちが明確でなく、さまざまな説を生む結果になった。しかし、後人が伝えた資料や張仲景の著した医書を通じて、その生涯や功績を推しはかることはできる。

著書は医家の典籍となり、十数ヵ国語に翻訳された。その医術の精妙さは、西洋医学の父ヒポクラテスに比肩する、あるいはそれ以上とも評価される。『傷寒論』は、中国だけでなく日本、朝鮮、台湾、ベトナム、モンゴルなどの諸国にも大きな影響を与えた。日本では、古方派がこの理論を継承した。今でも張仲景の薬方は好んで用いられている。

張仲景が医術に専念するようになったのは、幼少時代の社会情勢や家族の不幸が影響している。張仲景の幼いころには、群雄割拠、相争うなか、疫病も発生し、不安な世相が続いていた。戦死や餓死を免れた人びとも、病死は避けられない。当時、医者という独立した地位はまだなく、方術士（神仙の術を扱う者）が威勢を振るっていた。彼らは護符や方術を駆使し、また薬物を乱用したので、たくさんの人が亡くなった。

建安年間に流行病が蔓延し、その一〇年の間に張仲景の一族二百余人中、じつに三分の二の人びとが命を落とした。そのうち、傷寒症（発熱をともなう急性疾患）で犠牲になった者は七割に達していた。

人びとの苦しむ姿を目にやきつけた張仲景は、医術を学ぼうと考えた。医書を買い求め、のちには名医張伯祖《ちょうはくそ》に学んだ。張仲景の志に心を打たれた張伯祖は、自らが一生かけて得た医術をすべて伝授した。医学知識をもたない民衆は、いったん病にかかると方術や呪術頼みになり、その結果、命も失いかねない。そこで張仲景は、医学の振興に献身すると決めたのである。

張仲景は、書物から得た理論や師に教わった医術を、臨床で実証した。

難病にも臆することなく、不眠不休で診療に励んだ。その努力が実り、古書の誤謬を次つぎと見出しては訂正した。張仲景の活躍により、多くの人が迷信や俗信から目覚めることになった。

張仲景はとくに伝染病に対して熱心に取り組んだ。前漢や後漢だけでなく、それ以前の医薬理論をもまとめて、『傷寒卒病論』を著した。この医書はのちに散逸したが、王叔和が傷寒の部分だけを整理編集し、『傷寒雑病論』(『傷寒論』と略称)として一一三種の薬方を収めた。

そのなかで、張仲景は急性発熱性疾患を例にとり、その経過を傷寒六経にわけて解説した。六経とは太陽、陽明、少陽の三陽と、太陰、厥陰《けっちん》、少陰の三陰である。同じ名称の経絡《けいらく》が手と足にあるから、実際は十二経となる。

また張仲景は、成薬(調合した薬)を初めてつくった人物でもある。薬剤を保存しやすく、飲みやすくするために丸薬、散薬、膏薬などの剤形を考案した。また浣腸法、坐薬、薫法、水漬などさまざまな方法を駆使して多くの人命を救った。

三　伝統医学の全盛期

宋代になると、以前にもまして医学を重視する政策がとられた。太常寺のもとに太医局を設け、産科、眼科など九科にわけて医学生を養成した。

金元時代になると、仏教が衰え医は寺院から分離し、医学の各学派が医術を競い合った。唐宋以前には、学閥は存在しなかった。だが、宋金元時代の医術は師から直接伝授されることが多いので、流派が起こり、金元四大学派を生んだ。

金元四大学派とは、劉完素《りゅうかんそ》の寒涼派、張従正《ちょうじゅうせい》の攻下派、李杲《りこう》の補土派、朱震亨《しゅしんこう》の滋陰派である。

河間の杏林《きょうりん》——劉完素と張元素

劉完素の原籍は、粛寧楊辺村（河北省粛寧県師素村）であるが、三歳のとき水害に遭って河間（河北省河間県）へ移り住んだ。

一五歳のとき母親が病気にかかったが、家が貧しいため医者にも診てもらえずに亡くなった。劉完素は両親と死に別れてから、流浪生活を送った。

やがて劉完素は河間の劉守村へ帰り、診療するようになった。ところが、河間には以前から張元素《ちょうげんそ》という名医がいた。二人の名前が似ているので、劉完素を張元素と勘違いする者があった。また、二人が師弟関係だと思う者もいた。互いに間違われるせいか、二人はあまり仲がよくなかった。

張元素の経歴は、かなりのものである。南宋のとき、金朝統治下の易州（河北省易県）に生まれた。八歳で童子（子どもの科挙）の試験を受け、二七歳のとき進士に及第した。しかし漢民族の誇りから、金朝のもとで仕官する気にならず、あらためて医学の道に進んだという秀才である。

劉完素の処方は古人に習い、寒涼剤（寒性の涼剤とされる薬物）をよく使用していた。つまり、心火を抑え、腎水を増やす処方がおもである。一方、張元素の処方は、それとは違う特色をもっていた。しかし、どちらが処方した薬を飲んでも人びとの病は治るのだった。

二人の名医は直接勝敗を決めることもならず、かといって相手に一歩も譲ることなく、医術の巧妙さを競っていた。しかしあるとき、思い掛けない出来事が起こった。

劉完素が傷寒症にかかった。病床に伏してから八日過ぎても頭痛、発熱、嘔吐が続き、食欲がなかった。自らの処方も効果なく、いっこうに病がよくなる気配はなかった。

噂を聞きつけた張元素が見舞いに来たものの、冷たくあしらった。しかし、張元素の誠意を汲んだ劉完素は診察を受けてみることにした。張元素は脈を診て尋ねた。

「あなたは寒涼剤を飲みましたか」

「はい」

「それは間違いですよ。あなたは寒涼剤の大家ですが、過信してはなりません。熱性の薬に替えて汗を出したほうがいい。ここに薬方があるから、試してごらんなさい」

張元素が帰った後、劉完素はその薬方を細かく検討してみた。納得した劉完素はその薬方どおり煎じ薬をつくって服用してみた。すると、汗が全身に吹き出し、気分がよくなった。そうして三日間も続けて飲んだころには、起きて歩けるようになっていた。

以後、二人は切磋琢磨し、診療にいそしんだ。二人はともに河間の杏林と敬われ、『金史』に伝記が残っている。

張従正の攻下派――攻下三法

張従正は漢民族の発祥の地、河南の黄土地帯で育った。ちょうどそのころは人口が増え、社会が繁栄してきた時代に重なる。貧しい者は栄養状態が悪く、そのためによく病気にかかる。一方裕福な者は、食べ物に不自由することなく、まるで体を動かそうとしないので、体が衰えて病気になる。張従正はさまざまな社会のひずみを幼いころからずっとそこで見詰めてきた。

一部の医者は、貧しい者を診療したがらない。それにもかかわらず、裕福な病人のいいなりになって安易に高貴薬と称する補剤を与える。病人のなかには、財産を使い尽くしても病気が治らないどころか、はては命まで落とす者もいた。

医業を営むようになった張従正は、北方の気候や水質がよくないことを知った。さらに暑い夏に冷たい水を飲み、寒い冬に暖をとる、といった習慣のせいで体内に熱が蓄積し、多くの病気が起こると判断した。

小さいときに驚風を患って以来、よくひきつけを起こす婦人がいた。一日に十数回も発作があり、終日病苦にあえいでいた。発病して三〇年、病状はますます悪化する一方であった。ある飢饉の年、婦人は草を食べて空腹をしのいでいた。ある日、水際でネギのような草を採って食べた。すると明け方に気分が悪くなり、膠のようなものを吐いた。連日吐き続け、大量の発汗があった。

数日間苦しんだ後、ひきつけの病状まで軽くなり、食欲が出て脈も落ち着いた。

張従正はこの症例に興味をひかれ、あちこちを尋ねて回った。そして婦人の食べた草が藜蘆《れいろ》（毒草の名。春に根から数葉叢生《そうせい》する）の苗と知った。藜蘆の催吐作用で病が治ったことを突き止めた張従正は、これによって吐法の理論に思いいたった。

あるとき、一人の小児が鉄や銅を誤って飲み込んだ。だんだん体はやせ衰え、とうとう立てなくなった。ちょうど六、七月の長雨の時期で、飯を炊く薪がなく、小児は数日飢餓にさらされていた。

そんなある日、隣家の牛が死んで、牛肉と葵菜《きさい》（草名、冬葵の別名。人が食べると死にいたることもある）を混ぜた飯を炊いた。小児は、腹一杯食べさせてもらった。しばらくすると腹がしぶり始め、水様便を大量に排出した。しかしそのおかげで、飲み込んだ鉄や銅が下痢便とともに出た。張従正はこの症例で瀉法《しゃほう》の理論に思いいたった。

その後の苦心研究の末、疾病を六門（風、寒、暑、湿、燥、火）にわけ、三法（発汗、催吐、瀉下）で治療する三法六門を案出した。これを実地に応用するため、治療の範囲を広げて攻下三法を考えた。

攻下三法の理論の根拠は次のようになる。

疾病には、外から入るものと体内で生じるものがある。これらはいずれも邪気に属するもので、攻下療法で追い払う。

人体を上、中、下の三部にわけ、病が胸か胃にある場合は催吐法を用いる。病が皮膚や経絡の内に生じたものは、発汗法を用いる。病が腹から下に生じたものは、瀉下法を用いる。つまり、病をそのもっとも近い排出口から体外へと出すのである。

張従正の催吐薬の投与法にも独自の方法がとられていた。まず少量を与え、効果がなければ少しずつ量を増やしていく。攻下三法の投薬は、けっして過度に行ってはならない。

金の宣宗の興定年間、張従正は太医に任命された。しかし同僚に妬まれ排撃されたので、少数の病人を診るより、民間でたくさんの人びとを診療するほうが有意義だと考え、職を退いた。

そののち郷里へ帰って門人の指導に専心したほか、『儒門事親《じゅもんじしん》』を著した。これは、儒学に基づいて医学を研鑽し、親孝行のために役立たせようという趣旨で題したのである。

李杲の補土派——内傷学説

李杲は裕福な家庭に育ち、幼いころ母方の叔父王従之《おうじゅうし》に『論語』、『孟子』を、馮叔献《ふうしゅくけん》に『春秋』を教わった。あるとき母親が病に倒れたが、良医の適切な治療が得られずに亡くなった。それがきっかけで、医者になろうと誓い、張元素に師事した。医術を修めたものの、裕福な李杲には医業を営む必要はなかった。それではみなの役に立たない、自分だけのために学んだ医術にすぎないではないかと、人びとから批判された。

一二〇二年、李杲が済源（河南省済源市）の税務官に任命され、その年の四月に、ペストが流行した。李杲は普済消毒飲を考え出し、評判になった。またこのころ、金と元の間に戦乱があった。李杲は元兵の殺戮を免れるため汴京《べんけい》（河南省開封市）へ逃れ、医術によって王侯貴族と親交を結んだ。

李杲は張元素の学説を受け継ぎ、病人に合わせた投薬法を重視し、薬物を多種少量に用いる薬方を重んじた。身分の高い人たちとの交歓を通じて嗜欲や逸楽にふけったが、その体験によって補脾升陽の方法に思いいたった。つまり人体で脾胃《ひい》（脾と胃は互いに表裏をなす）がもっとも重要な役割を果たしていると考えたのである。そこで『脾胃論』を著し、脾胃を内傷すると万病が生じるという内傷学説を唱えた。

李杲が解明したおもな点は四つある。

第一、人は天の陽気によって生誕し、この陽気が脾胃に合わなければならない。
第二、人は地の陰気によって成長し、この陰気が脾胃に溶け合わなければならない。
第三、人は陰精の助力によって長生し、この陰精は必ず脾胃に源をもっている。
第四、人は営気の充実によって血を補い、この営気は必ず脾胃に支配される。

したがって、脾胃を患うと、人体に必要な陽気、陰気、陰精、営気などが損傷を受け、体調が崩れる。人体は、正常な状態を維持できなくなると各種の疾病を生じるという。

一二三二年三月、蒙古軍が汴京を攻略した。戒厳下、城内の住民は飢えにも苦しめられ、わずか半月で一万人もの戦病死者が出た。さらに五月、城内で疫病が発生し、ついには一〇〇万人の死亡者が出た。医者たちは傷寒症と診断して治療していたが、李杲は、これは栄養失調や過労による病であると説き、『内外傷弁惑論』を著した。

一二三四年、不安定な世相と貧困、厳しい気候、精神的ストレスが重なり、病気になる者が多かった。胃弱になり、体力を消耗して内傷を引き起こす。李杲が説いたこの学説は、土を万物の母と考え、脾胃を温補する方法を巧みに応用するので補土派と呼ばれる。補中益気湯《ほちゅうえっきとう》は、李杲がつくった脾胃の内傷を治療する薬方である。

晩年、李杲はすべての医術や著述を後世に伝えるため門人羅天益《らてんえき》に託した。羅天益はそののち、『東垣試効方』、『経験方』などを著した。

朱震亨の滋陰派

朱震亨は農家の出身で、代々婺州《ぶしゅう》義烏（浙江省義烏市）の丹渓に住んでいたので、世人は丹渓先生と尊称した。父親は医者の過ちがもとで早くに死んだ。母親は、将来息子を仕官させようと考え、学問を仕込んだ。神童ともうたわれた朱震亨は、一日に千言を暗誦し、目を通したものは忘れることがなかったという。

三〇歳のとき、母親が脾臓を患った。ちょうどそのころ、東陽の八華山（浙江省）に住む恩師許謙《きょけん》も病床に伏していた。

朱震亨は母親を慕い、恩師を敬愛していた。父親ばかりか、伯父や叔父、弟、妻子までもたない医者に命を奪われたことを思い浮かべ、社会に貢献するため、医学の道に進む決意を固めた。

この決意を母親に話したが、賛成されなかった。親戚や友人も、医学に転向するのは愚かだと忠告した。しかし朱震亨はみなの反対を押しきり、医学の典籍を読みふけった。そのかたわら、診療を行った。ところが先人の医学の経典は煩雑で、学説の不一致も多かった。どうしたものかと迷った朱震亨は、名医を訪ねて教えを請うことにした。

当時、名高い学説といえば、劉完素の寒涼派、張従正の攻下派、李杲の補土派などがあった。劉完素の弟子にあたる羅知悌《らちてい》の学問は、この三家の長所を活かして発展したものであった。朱震亭はこの三学派の理論を学び、羅知悌に師事し、そのすぐれた学識や見解を受け継いだ。

朱震亭は、三年修業すると郷里へもどった。北宋以後の諸説に三家の学説を取り入れて研究し、滋陰の理論を唱えた。

滋陰学説は、「陽は余りがあり、陰は不足している」として、内部に不足する陰を補うことを治療の主体とする。

「陽は余りがあり」とは、陽が動き過ぎることで、「陰は不足している」とは、陰が静か過ぎることである。陰とは血をはじめとしたものである。欲をほしいままにすると失血する恐れがあり、飲食や性欲を抑えると血を養うことができる。滋陰降火法で発病を予防する。

朱震亭は従来のものと異なる薬方を用いたので、つたない医者たちの非難のまととなった。しかし朱震亭は画期的な療法で、恩師許謙を長年の苦しみから解放した。

朱震亭は医学ばかりでなく、その徳の高さでも有名だったので、難件が発生すると、地方の役人が自ら意見を仰ぎに来た。

ある富豪が親子三人で魚屋とけんかをし、大けがを負わせた。さらに魚の腹に針を刺し、そのまま食べさせ、謀殺した。この事件で、親子三人が死刑を求刑されたが、朱震亭は悪いのは親であるとして、子ども二人の減刑を求めた。これが認められ、二人の命が救われたのである。

晩年、朱震亭は著作に専心した。著書には『局方発揮』、『格致余論』などがある。とくに

『局方発揮』は、朝廷が刊行した『太平恵民和剤局方』の誤謬を訂正したものとしてすぐれている。医学界でそれまで二〇〇年あまりも盲信され続けてきた局方を、正しく導いたのである。ちなみに、日本薬局方という用語はこの書に倣ったもので、現在も使用されているが、中国では局方といわず、薬典といい替えている。

第5章

中国伝統医学の体系化——名医たちの遺産

中国の伝統医学の著作はおびただしい数にのぼる。これらは医家の努力や勉学の方法を理解するうえで重要な資料となっている。

明清時代の医家は、医学の典籍の欠点を補いながら改訂に努めた。たとえば、李時珍の『本草綱目』、王清任の『医林改錯』などは、伝統医学から西洋医学への移行に役立った労作といえる。これらの書物は、名医たちの遺産として後世に伝えられている。

一　薬のバイブル——『本草綱目《ほんぞうこうもく》』誕生秘話

李時珍《りじちん》伝説

中国、明代の医師李時珍には多くの著書があるが、なんといっても薬物学の大著『本草綱目』は有名である。中国だけではなく、日本はもちろん、ヨーロッパ諸国にまで広く知られており、その後の薬物研究の原典となった。

李時珍の出身地、蘄州《きしゅう》（湖北省）が薬の集散地だったこともあり、すぐれた薬物学の研究を行い、その処方にはふしぎと効果があった。

灯油のにおいをかぐと灯芯を食べたくなる子どもに、駆虫薬を処方し治したり、意識を失った婦人の手に井戸の泥を塗って黄連《おうれん》（キンポウゲ科の常緑多年草）と葛根（後述）の煎じ薬を飲ませ意識を回復させたこともあった。

やがて、李時珍の医術は病人の命を蘇らせることができる、という噂が湖北一帯に伝わった。その医術で、当時非常に恐れられていた驚風《きょうふう》（脳膜炎）に苦しんでいた楚王朱英爋《しゅえいけん》の子を回復させ、奉祠正（祭祀をつかさどる官）に任命され、楚王府の医療をも担当することとなった。

一五五六年、朝廷は各地の名医を、北京の太医院に登用した。李時珍は、楚王の後押しもあり、太医院の五品官《ごほんかん》（官職の等級）に任命された。太医院は薬種や医書が充実し、研究や実験には絶好の場所だった。在任中に著作の基礎をつくり、のちの編纂に多大な便宜を得た。

しかし、ときの皇帝、世宗に気に入られたい中医ばかりの太医院の雰囲気になじめず、一年ほどで郷里へもどり、薬物研究に没頭したのである。

地道な研究を重ねて

李時珍は疑わしいと思う薬は動物、植物、鉱物にかかわらず、必ず効果を確認し、誤りを正した。

当時流行の不老長寿の薬には、いい加減な話が多かった。丹薬には水銀が含まれていたが、毒性はないと考えられ、長く服用すれば羽化登仙できると信じられていた。もちろん水銀は、丹砂を加熱して分解した有毒物質である。不老長寿の薬であろうはずはない。

太和山の五竜宮で採れる榔梅《ろうばい》は、道士が不老長寿の仙果と称して、皇帝に献上していた。だれもが採れるものではなかったが、李時珍は果実を採って効果を確認した。すると、桃や杏のように止渇の効果しかないことがわかった。これは榔楡《ろうゆ》（アキニレの別名）の変種にすぎなかった。

一五七八年、李時珍は薬物を一、八九二種、薬方を八、一六一種収め、五二巻にのぼる大作『本草綱目』を完成させた。各種薬物を細かく分類し、そのおもな説明を綱《こう》、綱をさらにくわしく解説したものを目《もく》とした。たとえば、ある動物を綱とすると、その骨格や角は目《もく》にあたる。それぞれの効用が解説してあり、薬物の検索に便利である。動物学、植物学、鉱物学、冶金学、化学などの科学知識を広く取り入れ、金属や金属化合物などに関する記載は、現代の化学にあてはまるところがある。

この大作をすぐに出版したかったものの、結局出版は李時珍の死後三年たった一五九六年のことであった。

初版には、著名な文学者王世貞《おうせいてい》の序文をつけ、金陵本と称された。一六〇三年に江西本、一六四〇年に武林本が刊行され、現在では五〇種以上の版本がある。のちに日、英、仏、独、露、拉丁（ラテン）語などの訳本が上梓された。金陵本の初版は、中国では早くから逸書となり、世界でも数部しか残存していない。

江戸時代、日本の本草学は『本草綱目』によって発達し、ヨーロッパの動物学や植物学を受け入れる基礎となった。現代医学の観点からみると、独断的な見解や誤謬も少なくないが、本草学の参考書としては貴重な典範である。

二　清の温病学四大家

温病とは、口や鼻から感染する急性熱病の総称である。そのなかで、急激に発病し流行する疾病を温疫という。

明の呉有性《ごゆうせい》が『温疫論』を著してから、葉桂《しょうけい》は衛、気、営、血の理論を打ち立て、呉瑭《ごとう》は三焦（上焦、中焦、下焦）弁証を唱えた。それにより、温病学説は著しい発展をとげた。温病学派が盛んになった時期は、劉完素と五、六〇〇年の隔たりがあった。その理論の淵源《えんげん》を究めれば、劉完素の火熱論に始まる。だが、傷寒症と温病はよく混淆され、劉完素の理論は長い間正しく解釈されなかった。温病は傷寒症の一部と思われていた。

明清時代に入って、毎年のように温病が猛威を振るった。清の温病学四大家、葉桂、薛雪《せっせつ》、呉瑭、王士雄《おうしゆう》は、火熱論に啓示され、傷寒症と異なる体系を確立したのである。

温病学の権威——葉桂

葉桂は、代々医者の家柄で、祖父葉時《しょうじ》は小児科に精通し、貧富を問わず患者を診察した。父葉朝采《しょうちょうさい》も医術に長け、人びとに施しを与えたので、医徳を慕って方々から患者が集まった。葉桂は幼少より聡明で、一度書物に目を通せば忘れることがなかった。昼は師について経書を学び、夜は父から医学を教わった。一四歳になり、多少の医学知識が身についたとき、突然父はこの世を去った。家業を継ぐため、十余年の歳月を費やし一七人の師から医学を学んだ。葉桂は先人の理論をまとめ、温病学説の基礎を築いた。温病の侵入経路は、浅い所から深い所へたどることを証明し、衛、気、営、血の四段階にわけて弁証の綱領を明らかにした。毎日の診療に追われて、臨床に全精力を傾けたため、葉桂には医書をまとめるゆとりがなかった。弟子が効験のあった症例を集めて、『臨証指南医案』、『温熱論』として出版したものが残っている。

葉桂と同郷に、温病学派の医者がもう一人いた。『温熱条弁』を著した薛雪で、号は生白《せいはく》、別号を掃葉山人《そうしょうさんじん》という。診療所はよくはやっていたので、かなり裕福な暮らしをしていた。ところが、同輩の葉桂の評判が徐々に上がってきている様子にあせりを感じ始めた。そこで自分の診療所を掃葉荘《そうしょうそう》と名づけて、葉桂の勢いをくじこうとした。それを知った葉桂もまた自らの診療所を踏雪軒《とうせつけん》と改めた。

対抗心はあったものの、医術においては互いに尊敬の念を抱いていた。自分の手に負えない病人がいると、相手に紹介し合う。どちらも誠意をもって引き受け、病人を治療した。

あるとき、夜番をしている男の全身が白く透きとおるほどむくんできた。まず薛雪の診療を受けてみた。すると、手遅れだからと治療もせずに返された。仕方なく男は次に葉桂のもとを訪れた。葉桂が診察してみると、たいした病気ではないとわかった。病人は薬を二服飲んだだけでよくなった。

薛雪は、面子《メンツ》を失ったと思ったが、どんな薬を用いたのかと、策を講じて葉桂の薬方を探ってみた。そしてあらためて相手の医術の精妙さに敬服した。

ある年、蘇州に疫病が流行した。葉桂は不眠不休で治療にあたった。そのころ、江西省の竜虎山の道士、張天師《ちょうてんし》が蘇州に立ち寄り、疫病に感染した。自ら護符を飲んだが、効果はない。そこでこっそり葉桂の診療を受け、一命を取りとめた。

後日、張天師がかごに乗って橋を渡ろうとしていた。ちょうどそのとき、橋の下を葉桂が船で通過するところであった。張天師はかごから降り、橋のたもとに立って、口のなかで何かを唱えながら、船が通り過ぎるのを見送った。張天師はそれほど葉桂を尊敬していたのである。

『湿熱条弁』を著した薛雪

薛雪は、江蘇省呉県の人である。あるとき、風変わりな僧と知り合い、いっしょに酒を汲み交わした。僧は三六瓢（瓢簞《ひょうたん》をくりぬいてつくった酒の容器）も飲み干したが、薛雪は一瓢で酔ってしまった。そこで自ら一瓢《いっぴょう》老人と名乗った。

幼いころに文学者葉燮《しょうしょう》に師事して詩を学び、書法や絵画にもすぐれていた。武技を好み、剣術や拳術、乗馬に長け、義侠心に富んだ多才な人物であった。

一七三六年、博学鴻詞科《はくがくこうしか》（人材登用の科目の名）に推挙されたが、試験に及第しなかった。それで十余年間小楼にこもり、医書を読破して医術を磨いた。

出世を望まない孤独な性格になり、王侯貴族から招きがあっても快く往診をしなかった。ただ、詩人袁枚《えんばい》と親交があり、詩作や酒を楽しんだ。朝廷に対する不満を抱き、詩を詠んで風刺した。

薛雪の医術は、人の生死を見極めるほど絶妙であった。

一七五五年、蘇州に住んでいた袁枚の調理人、王小余《おうしょうよ》が疫病で亡くなった。入棺して埋葬する寸前に薛雪が駆けつけ、夜になったのでろうそくを灯して王小余を診た。

「もう死んでいるが、疫病の鬼と闘ってみましょうか。勝つかどうかはわかりませんが」

と言いながら、薬嚢から丸薬を取り出し、菖蒲汁と調合した。車夫に火箸で王小余の口を開けさせて注いだ。王小余は、喉の奥で飲み込むような吐き出すような音を立てていた。そこで薛雪は、付き添っている者に言いつけた。

「しっかりと見守っていてください。鶏が鳴くころには呻吟《しんぎん》するでしょう」

はたしてそのとおりになり、さらに二服飲ませると病は治った。

ある年、蘇州に急性伝染病が流行し、官庁は蔓延を食い止めるために医局を設けた。医者は輪番制で診療を義務づけられ、葉桂や薛雪も診療に加わった。

明の末期から清の初めにかけて、薛己《せっき》や張介賓《ちょうかいひん》の学術思想の影響を受け、一般の医者は温補剤を好んで用いた。当時は温病が流行していたので、多くの患者が命を落とした。薛雪はこの過ちを深く悟り、葉桂に呼びかけて温病学説を唱え、独創的な治療法を案出した。良好な治療効果が得られ、二人の名声は江南一帯に知れわたった。

薛雪と葉桂は温病の治療に長け、温病学の発展に大きく貢献した。薛雪の著した『湿熱条弁』は、長年湿熱病に苦しんだ母親のために研究した成果を収めている。

呉瑭の『温病条弁』

呉瑭は、江蘇省淮陰市の人である。幼いころから学問を好み、実直な少年であった。仕官の道へ進むため、師について学んだ。

一九歳のとき、父親が一年余りの闘病で世を去り、甥も喉痺《こうひ》（喉中閉塞）で亡くなった。二人の死を目のあたりにし、呉瑭は儒学から医学に転向した。

葉桂を私淑し、その温病学説を長年にわたり研究して経験を積んだ。乾隆から嘉慶年間にかけて、呉瑭は副貢（推薦された学者）に選ばれ北京へ上った。

そのころ、朝廷は『四庫全書』を書写する人材を求めていた。尚書莫宝斎《ばくほうさい》の推薦で、呉瑭は医書の抄写に登用された。仕事のかたわら医書を読む機会に恵まれ、医学知識を広く修得した。あるとき莫宝斎が痰飲《たんいん》（水毒）を患い、横臥もできないほど苦しんでいた。呉瑭が細心に治療を施すと病状が好転し、莫宝斎の信任を得た。

一七九三年、北京に疫病がはやった。医者の診断や処置が不十分なため、多くの犠牲者が出た。呉瑭は葉桂の著書を参考にして救済に力を注ぎ、治療効果を上げて北京に名を馳せた。

呉瑭は有名になってもつねに謙虚で、慎重に診療にあたり、難病患者もいとわなかった。薬方は、『内経』に従って張仲景の法に倣い、症状に合わせて薬剤の量を加減した。

疫病が猛威を振るっているなかで、呉瑭は温病の研究に余念がなかった。歴代の各家のすぐれた学説と葉桂の理論の精華を取り入れて、六年間を費やし、六巻からなる『温病条弁』を著した。内容は『傷寒論』の体裁に倣い、各証に分類した条文の形式で、具体的に解説している。条文には注釈を加え、薬方や薬剤を記した温病学の専門書である。全書は、温病学をさらに系統的に整えて完璧なものにし、後に温病学を学ぶ者の必読の書となった。

呉瑭は数十年間医業に従事して、つたない医者にかかって死ぬ患者の多いことに心を痛めた。「人が病にかかり、医者のせいで死ぬならば、受診しないほうがましである。病人が医者を頼っているにもかかわらず、医者が失敗を重ねるようでは、どうして病人を助けられようか」呉瑭は、二巻からなる『医医病書』を著した。これは医業に携わる者のいましめになるばかりでなく、呉瑭の病人に対する思いやりや愛護の念を表している。

晩年、呉瑭は長年の臨床経験をまとめて『医案』を著した。この労作は、疾病ごとに薬方や診療記録を綿密に収めている。医者の参考になる病状の経過に適応した処置や、簡明で透徹した論述を記している。

王士雄の『温熱経緯』

王士雄の原籍は塩官(浙江省海寧市)であったが、乾隆帝の治政のとき水難に遭い、曾祖父王学権《おうがくけん》の代に銭塘へ移り住んだ。曾祖父は『重慶堂随筆』を著した名医であった。祖父王国《おうこく》祥《しょう》と父王升《おうしょう》は平凡な医者で、裕福な暮らしではなかった。

六人兄弟で、兄三人は夭折した。王士雄も幼いころから病弱で、鼻出血や下痢をくり返し、医術の重要性を痛感していた。

一二歳のとき父親が温病にかかり、下痢が止まらず、日増しに激しくなった。医者は傷寒症と誤診し、柴胡《さいこ》（セリ科のミシマサイコの根を乾燥したもの）や葛根を与えたが、よくならなかった。すると、今度は漏底症《ろうていしょう》（漏底傷寒）と言って薬を温補剤に変えた。症状はいっそう悪くなった。危篤状態に陥り、名医浦上林《ほじょうりん》に往診を頼んだ。浦上林は温病と診断し、犀角《さいかく》（サイの角を粉末にしたもの）、石膏、麦冬などの薬を煎じて大きい碗に三杯も用意させた。長老たちはこれを見て不安に思い、飲ませるのをためらったが、母親は指示どおり飲ませた。翌日、病は快方に向かい、しばらくしてよくなった。

王士雄は、医術の巧拙に大きな開きがあることを知り、医術は精妙でなければ人の命を救うことができないと考えた。そこで、医者になろうと心に決めた。二年後、父親が世を去り、次のように言い残した。

「人は天地に生を受けている限り、必ず世の役に立つことをしなければならない。私の言うことを理解してくれれば、死んでも心残りはない」

父親の死後、母親が一家七人の暮らしを支えていたが、生活は苦しかった。王士雄は父親の遺志を実現するため、母方の叔父兪桂庭《ゆけいてい》に援助を求めた。生来壮健な妻の徐氏《じょ》は、昼は力仕事、夜は針仕事をして生計を立て、王士雄の勉学に協力した。

一八三七年、江蘇省や浙江省一帯で霍乱《コレラ》が流行した。ある日、とうとう徐氏は霍乱にかかり、嘔吐や下痢が止まらなくなった。王士雄はもとより、ほかの医者も手立てがなく、死を見守るしかなかった。このときの衝撃が大きく、王士雄は霍乱の治療法を究めようと決めた。臨床経験を通じて理論を探究し、ついに霍乱の治療原則を把握した。

当時、霍乱は古書に記載のない奇病とされ、一般の医者は無為無策のまま困り果てていた。王士雄は霍乱と診断をつけ、時疫（流行性熱病）霍乱と非時疫霍乱の二種類にわけて治療した。これで著しい効果を得て、ほかの医者もこれに習い多くの人の命を救った。王士雄は時の名医と崇められた。後進の範とするため、霍乱の治療経験をまとめて、翌年二巻からなる『霍乱論』を著した。

このころ温病学は葉桂、薛雪、呉瑭の三人によってすでに体系が整っていた。一八五二年、王士雄はこれをもとに温病の弁証や治療法を新しく方向づけ、五巻からなる『温熱経緯』を著した。『内経』、『傷寒論』の温病に関する条文を〝経〟、葉桂や薛雪らの学説を〝緯〟として、注釈に臨床経験を加えてまとめたものである。『温熱経緯』が出版されると、大陸全土でもてはやされ、温病学研究者の必読の書となった。

一八六二年、上海で霍乱が流行し、多数の死者が出た。王士雄は上海へ赴き、浦西に住居を構えて治療法を指導した。ところが、指導を受けに来た者まで感染して死亡する始末で、王士雄は治療法を緊急に広める必要に迫られた。そこで、『霍乱論』を重訂して『随息居重訂霍乱論』と名づけ、広く世に伝えた。旱天の慈雨と感謝され、医者の規範となった。

三 『医林改錯《いりんかいさく》』——遅れた中国の解剖学

王清任の先見の明

中国での解剖学に関する記載は、漢の時代から見られる。ところが解剖学として形の整った書物は、清の時代、王清任が四〇年の歳月を費やし完成させた『医林改錯』が初めてである。先人の誤謬を正し、気血学説や血瘀《けつお》（停滞する血）理論が述べられている。そのなかに、血瘀症や気血の運行を円滑にする薬方を三〇余種記している。

王清任の思想は、革新的であった。陰陽五行説による診断法は抽象的で、生理学の理論にそぐわない。解剖によって人体の構造を認識してこそ病原を探ることができ、適切な診療が行えると主張した。当時としては最も見識の高い、科学的な考え方であった。だが清朝中期の社会では、解剖して病原を探究するという行為は、世間のそしりを受けた。死体は完全な状態で埋葬する風習のため、遺族の説得すらできなかった。解剖用の死体を探すことは、困難を極めた。

解剖への執念

一七九七年、小児の疫病が流行した。死体は共同墓地に散乱し、むしろでくるんだだけだったので、野犬に食い荒らされていた。

王清任はこれを好機と、早朝から死体をかき集めて解剖した。一〇日の間に三〇体ほど集めたが、形の整ったものはわずか一、二体しかなかった。

人目をはばかりながら解剖を行い、じっくり観察したところ、古代の医書にある臓腑図と一致しない部分が見つかった。

残念なことに、このとき彼は横隔膜を見落とした。古書によると、横隔膜は内臓のなかにある、と記されている。王清任はこれを疑い、いつかまた実地観察の機会が巡ってくるのを待った。

ところが、解剖の必要性を説くのは邪道と批判する者が現れ、なかには面と向かって侮辱する者もいた。

一七九九年、王清任はふたたび死体を観察する機会を得た。

王清任は友人をともない、内臓を見せてほしいと頼みに行った。ところが、二人はあまりに凄惨な情景を目のあたりにし、横隔膜を突き止める前に引きあげた。

その後、王清任は奉天（遼寧省瀋陽市）や北京で、三回ほど刑場を見学した。しかし、いずれも血の滴《したた》る死体からは、はっきりした内臓の構造を確認できなかった。

王清任の横隔膜についての疑問が解けたのは一八二九年のことである。一八三〇年に『医林改錯』は完成した。

先人は、肺が六葉あるとし、二四の気孔と気管は心臓に注いでいる、と記している。王清任は著書に解剖図をつけて、これらの間違いを正した。それまでは記述のなかった腹大動脈、腎動脈、上大静脈、腸胃脈、膵臓などの器官も発見した。また脳髄説を唱え、視神経を発見し、耳、目、鼻、舌は脳と関連があることを突き止めた。『医林改錯』にも誤りはあるが、当時の医学水準から考えるとすばらしい労作である。

『医林改錯』は刊行後、国外の医学界にも注目を浴びた。現在までに、英語、仏語、日本語などの訳本が刊行されている。

ちなみに、わが国最初の西洋解剖書の訳本である『解体新書』は、一七七四年に刊行された。これは、王清任の『医林改錯』より五六年も早かったのである。

第6章

伝統よりも効率——西洋医学優位の中国

中国は文化の古国である。伝統医学の歴史もかなり古い。医学は歴史の変遷とともに発展し、文化の一部といっても過言ではあるまい。

清代末期から現在にいたるまでの医療の発展を眺めていくと、次の三期に区分できると考えられる。つまり、清代末期を西洋医学の伝入期とすると、中華民国期は、中国伝統医学と西洋医学との抗争期となり、現在の中国は医学の安定期となる。

日本と違い、現在、中国は西洋医薬を好んで用いる傾向にある。治療期間が短縮され、経済的効率をよくするためらしい。

一　伝統医学から西洋医学への移行

種痘の変遷

一九八〇年五月八日、WHO（世界保健機関）が痘瘡《とうそう》（天然痘）の根絶を宣言した。痘瘡は流行期が消長し、広範囲に蔓延する伝染病史上でも死亡率の高い病気であった。

資料によると、痘瘡は四世紀ごろから流行し、時行病と呼ばれていた。葛洪《かっこう》（中国、東晋初期の思想家、道士）の著書のなかにはすでに記載があった。

一六九五年、張璐《ちょうろ》が編した医書のなかに、痘苗法と衣苗法が記されている。一七四二年、呉謙《ごけん》の撰した『医宗金鑑《いそうきんかん》』には、さらにくわしく次の四種類の人痘接種法が紹介されている。

一、痘瘡にかかった患者の下着を健康な者に着せて感染させる衣苗法。

二、痘漿を綿球に浸し、健康な者の鼻孔に詰めて感染させる漿苗法。

三、痘痂を日干しにして細かく砕き、銀管で鼻孔に吹き入れて感染させる乾苗法。

四、痘痂を細かく砕き、水を加えて綿球に浸し、鼻孔に詰めて感染させる水苗法。

前者の二つは、原始的な方法で危険性が大きい。それらを改良したのが乾苗法で、それをさらに発展させたのが水苗法といえる。また、何回も接種された痘苗を熟苗といい、毒性は少なく安全性が高いので、神苗ともいわれた。

この人痘接種法は一六八八年にロシア、一七四四年には日本、一七六三年には朝鮮へと伝わった。のちに、ロシアからトルコへも伝入した。一七一二年から一七一七年までの間に、コンスタンチノープル（イスタンブール）駐在の英国公使夫人モンタギューが、三歳の息子に人痘を植え、三年後イギリスで五歳の女児に人痘を植えている。

人痘接種法はフランス、ドイツ、オランダ、デンマーク、スイス、イタリア、スペインへ伝わり、一八世紀半ばになるとアジアにも普及した。

一七九六年、イギリスの外科医ジェンナーが牛痘接種法を考案し、成功させた。その後、牛痘接種法は人痘接種法に取って代わり、すみやかに欧米へ伝わった。一八〇五年には中国へ導入され、一八四九年にオランダ船によって日本へもたらされた。

伝統医学の限界

一六〇〇年、イギリスの東インド会社の設立にともない、西洋人の東漸が進み、東洋に新しい医学を伝える者が増えた。と同時に、中国各地に医師を兼ねた宣教師によって次つぎと西洋医院が開設された。

初めのうち、なかなか一般には受け入れられなかったが、西洋の医術のすぐれていることがしだいに明らかとなった。キリスト教に対する偏見が薄れてくるころには伝統医学に矛盾を感じる者も多くなり、伝統医学は西洋医学の波に押し流されていった。

最初に西洋医薬の恩恵に浴したのは清の康熙帝《こうきてい》である。一六九三年、皇帝はマラリアにかかった。中医薬を投与したものの効かず、侍医は途方に暮れていた。そこへ、フランス人の医師がインド産のキニーネ（キナの樹皮に含まれるアルカロイド）を投与すると、病は軽快した。そののち康熙帝は、宣教師パールナンに命じて、フランス語の解剖学書を満州語に訳させた。皇帝は西洋医学の導入に惜しみない声援を送ったのである。

その後の局面は、中国の儒医と西洋の医師兼宣教師との対立から、中医と西洋医との抗争に変わった。つまり、陰陽五行論に基づく抽象的な医術と、解剖学、細菌学、病理学、臨床診断学を基礎とする科学的な西洋医術が対抗することとなった。その結果、病人は頼りがいのある西洋医に依存するようになり、立場は逆転したのである。

一八三五年、西洋人が中国で初めての病院、広州キリスト医院を開設した。アヘン戦争の起こった一八四〇年には、三十余ヵ所の教会医院ができた。その二六年後、西洋人による西洋医学校が広州に創設された。日本で明治維新が起こる二年前である。

このように、伝統医学の勢力が衰えていくなかで、西洋医学との併存の方策が考え出された。一九〇三年三月、北京大学の前身である京師大学堂が医学実業館を増設し、数十人の学生を募集して、西洋医学と中医学の両方を授けた。

だが、この夢は長く続かなかった。中華民国成立後、高等教育において、西洋医学は中医学に取って代わったからである。

孫文が頼った西洋医学

一九一三年九月一一日、北洋政府教育部総長（文部科学大臣）に任命された汪大燮《おうたいしょう》はわずか五ヵ月余りの任期で、中華民国の医学教育に新風をもたらした。中医学教育の廃止を強行したのである。

この政策には、孫文が西洋医であったことと、明治維新後目覚ましい進歩をみせた日本の医学とが影響している。一九二二年、中華民国政府は医師法を公布、翌年、中医取締法を制定し、二年後には中医学を大学から締め出した。

一九二五年、孫文が肝がん（正しくは胆嚢がん）のため、北京で開腹手術を受けた。家族や側近は、孫文に中医薬の服用を勧めたが、孫文は拒否した。西洋医学を修めた者が、薬効に裏づけのない中医薬を頼るわけにはいかないからである。しかも、入院中に中医薬を飲むのは不誠実であるから、どうしてもというなら退院してから考えると主張した。

ところがあまりにも熱心に勧められ、孫文も拒みきれなくなり、自主退院した。中医葛廉夫《かつれんふ》が病床に現れたものの、孫文はかたくなに断った。

北京に陸仲安《りくちゅうあん》という中医がいた。この人物は、孫文に礼遇されている胡適《こてき》（中国の文学者、思想家、教育者。文学革命推進者の一人）と親しかった。そこで側近は、胡適に中医薬の使用を進言させれば、孫文も受け入れるだろうと考えた。胡適は難色を示したが、孫文の救命を第一に考え、陸仲安とともに病床に臨んで進言した。

孫文は不本意ながら中医薬を飲んだものの、まったく効かなかった。

医師免許の乱発

一九二九年二月、余巌《よがん》らは中央衛生委員会において、中医廃止案を提出した。その後、一四年間にわたり中医の存亡にかかわる抗争をくり返し、ついに西洋医も政府も中医に屈した。一九四三年九月二二日、医師法の改正によって、西洋医と中医の併存が認められた。政府は、衛生行政の近代化の原則を曲げてしまったのである。

これは、もぐりの中医や偽薬、丹薬の横行の遠因となった。もぐりの医者でも、五年経験すれば、中医免許証が得られるからだ。

本来なら医師免許を得るには、医科大学または医学専門学校卒業の資格が必要である。しかし政府は、医療機関で医学専門学校の履修内容と同等の研修を受けていれば、免許の交付を認めた。合否を書類審査だけで決めたのだ。教育部（文部科学省）の定めた必須項目を漏れなく記載してあれば、個人医院の証明書でもよく、免許証が受けられた。

第二次世界大戦の終戦により、中華民国は新中国建設のために、あらゆる分野の技術者が必要であった。人材は必要だが、養成していては間に合わない。そこで、中華民国政府は短絡な便法を講じたというわけである。

台湾も中国も西洋医学が優位

台湾では、医師を兼ねた宣教師の診療が行われ、人びとは西洋医学の威力に目覚めていた。そのため日本領有後、西洋医だけを認める衛生行政も抵抗なく受け入れられ、医学の基礎が確立した。以来、台湾の医学は日本に似た形で進んだ。

戦後、台湾医学界の重鎮である杜聡明《とそうめい》氏らによって、西洋医学が継承された。一九六六年、台中に中国医薬学院が開設され、中医の養成も行われている。

現在、中医は全医師総数の約一二%を占めているが、中医薬の健康保険請求額は総医薬費の五%にすぎない。台湾においても、中医薬はもてはやされている割に使用量の少ないことがわかる。

台湾の健康保険診療は、医薬費抑制のため専門医制度が徹底している。つまり中医は中医薬、西洋医は西洋医薬しか処方できない。内科医は内科の薬、外科医は外科の薬しか処方できない。日本のように、一人の医者に受診すれば内科や外科、皮膚科などの薬がいっぺんにもらえるような制度ではない。

この専門医制度による投薬は、初めのころさまざまな批評があった。しかし結局、適切な投薬ができるので、薬害が減ったといわれている。日本でもこのような制度に倣えば、医薬費の節減になると思われる。

一方、中国では中医学に西洋医学を並立させ、両方の長所を取り入れている。つまり、中医に西洋医学を、西洋医に中医学を学ばせるのである。だが、医学部では学ぶことが多すぎて、修得しきれないのが実情だ。

中国は国策として、中医と西洋医の割合を同数まで引き上げたいと計画している。現時点では、西洋医と中医の割合にはかなりの差がある。全医薬品のうち中医薬の売上高は約三分の一にすぎず、伝統医学に力を注いでいるにもかかわらず、西洋医学が主流となっている。やがて経済解放が進むにつれ、必然的に西洋医療の受診率がもっと高くなるであろう。中医学にこだわらず、もっと西洋医学に専念し、世界に誇れるものを増やしたほうがよいと思われる。

二　伝統医学存亡に関する論争

西洋医学の伝入、そして発展

清の趙元益《ちょうげんえき》は、西洋の医書を初めて中国語に翻訳した人物で、『西薬大成』など一八種の訳書がある。二〇世紀に入り、西洋の医書の中国語訳が目立って多くなった。とくに、趙元益の弟子丁福保《ていふくほ》は、一九〇八年から一九三三年にかけて、日本の医書『解剖学講義』をはじめ数十種を翻訳した。

中国において、西洋の訳書でもっとも権威があるのは、博医会の編訳委員会が刊行したものである。一九〇五年博医会が成立して以来、一九三二年に中華医学会と合併するまでの間、六十余種の訳書があった。これらの訳書は、医学校の教科書に採用された。

訳書のほかに、中国語で著した西洋医学の書物が上梓されるようになった。清代末期、中国人が刊行した西洋医学の雑誌は十余種あり、なかでも一八八六年尹端模《いんたんも》の創刊した『医学報』が嚆矢《こうし》（はじまり）である。中華民国になると、西洋医学の雑誌が大量に出回るようになり、一九一二年から一九三七年までの間に一三〇種を数えた。これらの雑誌には、中国の学者による訳述、著述、評論、それに医学教育に関する論議が記されている。

清代末期を西洋医学の伝入期とすれば、中華民国初頭は西洋医学の定着と発展の時期といえる。これは、宣教師が病院を建て医学校を設立したことのみに起因しているのではない。当時は西洋医学に移行せざるをえない社会情勢にあったのである。西洋医学を最初に取り入れようとしたのは、西洋医ばかりでなく中医もそうであった。

西洋医学の伝入により、中医学と西洋医学の二つの異なる理論体系が併存する局面を迎えた。両医学を比較し、取捨選択していく熾烈な論争が繰り広げられた。西洋医学が押し寄せる時流のなか、中西医学の間に合流論、統合論、西欧化論、併存論などのさまざまな思潮を生んだ。

西洋医学と中医学は結びつくか

合流論は、中西医学を結びつけて相通じるようにすることで、学理上あるいは概念上の具体的な共通点や関連性を見出すことを前提とする。合流論を唱えた代表的人物には、張錫純《ちょうしゃくじゅん》、丁福保らがいる。

張錫純は、中医学の学理は西洋医学を包括しており、両医学の学理はともに同じで、それらの概念、生理、病理、薬理など治療面において通じる点があるので、合流させるのは難しいことではないと主張した。

丁福保は、中西医学に共通するところはあるが、中医学が西洋医学を包括しているとは認めていない。したがって、合流論者すべてが全面的に中西医学の合流を求めているのではない。

陳邦賢《ちんほうけん》は、『内経』の理論に誤謬が多い点を指摘、両医学の共通点を選び出し西洋医学に合致する部分だけを合流させた。このように部分的合流を論じる学者は、張錫純のように全面的合流を唱える者より多い。しかし結局、中西医学の間には異なる点が多く、共通点が少ないので、根本から合流させる方法はなかった。

中医学を補う西洋医学

中西医学はおのおのに是非、優劣、長短があるので、両医学の長所を取り入れ短所を補い、すぐれた点を選び出そうとするのが統合論である。西洋医学は実験を重んじ、中医学は理想に富むが、基本的には西洋医学で中医学を補うことを前提としている。統合論を唱えた代表的な人物には、朱沛文《しゅはいぶん》、周雪樵《しゅうせっしょう》らがいる。

広東省南海市出身の朱沛文は、一九世紀半ば、中医の家系に生まれた。西洋の商人や宣教師らの活躍が盛んな広州に育ち、小さいときから西洋の医書に親しんだ。教会病院へ足を運び、人体解剖を観察し研究したので、中医ではあるが西洋医学にも通じていた。

中医学の気血経絡と西洋医学の血液循環は、一見して関連がありそうだが、理論は異なる。しかし部分的に関連性があり、経脈は動脈、絡脈は静脈、孫絡は毛細血管にあたるとした。このように、中西医学はおのおのに是非があるので、朱沛文はどちらにもかたよらず、両者のすぐれた部分に従うのがよいと主張した。

周雪樵は改良論を最初に唱えた人物で、中体西用論を主張した。

中体西用論とは、一九〇四年、上海で創立された医学研究会において唱えられた説で、中医学を主体として西洋医学の長所を吸収し、中医学の短所を補おうとする。つまり西洋医学と中医学の折衷論で、これは国粋論と西欧化論との中間に属する。

国粋論者は民族意識が強く、中医学を民族固有の医学とし、極力その存続を主張する。西洋医学の長所を吸収するのは、単に改進を有利にするためである。したがって国粋論は改良論のカテゴリーに入るが、中医学を廃棄する西欧化論に強く反対している。

中医学排斥の動き

西欧化論は、すぐれた西洋医学の発展を促し、中医学を廃棄して西欧化に導く理論である。西洋医学を主体として中医薬を吸収はするが、中医学の存続を根本から否定することを前提としている。西欧化論を唱えた代表的な人物には、余巌、汪企張《おうきちょう》、陸淵雷《りくえんらい》らがいる。

北洋軍閥統治期、北京ではすでに中医学は蔑視され、排斥への動きが始まっていた。民国三年（一九一四年）北京の中医団体が北京中医学会の結成を申請したが、汪大燮は学術的に根拠がないとして許可しなかった。そして、中医制度の廃止と中医薬の使用禁止、さらに医学教育の規定から中医学課程を廃止することを強行した。そこで余徳壎《よとくけん》は、一九省の中医団体を糾合して医薬救亡請願団を組織し、国務院や教育部へ押し掛けて陳情したが拒否された。

その後、中医界は苦難の時代が続いた。一九二五年、中華教育改進社と全国教育連合会は、医学部のなかに中医学科を設置すること、あるいは中医学校を設立することを教育部に申請した。しかし、教育部は審議を引き延ばし、数ヵ月後、教育原理にそぐわないという理由で却下した。

中医学は古い——余巌の『医学革命論』

明治維新以来、西洋のすぐれた科学技術を導入した日本の繁栄ぶりを目のあたりにした余巌は、これに倣い、中国を科学で救う道を選んだ。

余巌は、日本留学期間中に『霊素商兌《れいそしょうだ》』を執筆し、帰国後に上梓した。その後も数多くの著述を手掛け、三集からなる『医学革命論』をまとめた。西洋医学がすぐれ、中医学は劣るという考え方は西欧化論者と同じであるが、余巌はほかに、両医学の間には新と旧、進化と後退、科学と空想哲学の違いがあると指摘した。『医学革命論』のなかから、次のような論述を挙げてみよう。

「医学には、西洋医学と中医学との区別はなく、新旧の違いがあるだけで、中医学の五行六気説と、古代西洋医学の唱える四体液説は類似している。四体液は地（黒胆汁）、風（黄胆汁）、水（粘液）、火（血液）で、これらの体液の量が調和を欠くと病気が生じる。西洋医学では空想哲学がすでに消滅し、科学実験が発達して日ごとに新しくなった。中国は往古を高言し旧法を墨守するため、今日にいたっても一歩も進まず、なお昔の空想哲学の域を脱しえない。ゆえに今日では、進化のない中医学と科学を根底にする西洋医学を区別している」

さらに余巌は、医学革命の重要な点は、陰陽五行の偽説、寸口（気口、脈口ともいう。両手の橈骨突起内側の橈骨動脈上の脈診部位を指す）脈診の偽法、十二経脈、五臓六腑の偽学などを取り除いて本質を保つこととし、医学革命家が尽力するゆえんである、と主張している。もはや中医学の存在は必要でなくなった。

中医薬による治療効果は、先人の経験に基づいて偶然症状に合致したにすぎない。効能と空想哲学理論とはまったく関連がなく、正確かつ科学的に証明することはできない、と説いた。また、国産薬物の研究において、動物実験や化学分析から出発して新薬を創り出すには、先人の用薬経験がもっともよい手引きになる、と強調している。

中医廃止案

一九二九年二月、衛生部（厚生労働省）が第一回中央衛生委員会を開き、余巌ら十余人が列席した。席上、余巌は「旧医を廃止して医事衛生の障害を一掃する案」を提出して通過させた。その草案のなかの一節を挙げてみよう。

「旧医を一日除かなければ、民衆の思想は一日変わらず、新医の事業は一日向上せず、衛生行政は一日進展しない」

中医廃止案の具体的措置は、次の六項目にまとめることができる。

一、衛生部は中医の登録を行い、営業許可を与え、登録の期限を民国一九年（一九三〇年）までとする。

二、登録した中医は、五年に限り医事衛生訓練処で訓練を行い、証明書を与える。証明書のない者は営業を停止する。

三、一九二九年現在、満五〇歳以上の中医で、国内において二〇年以上営業している者は補充教育を免除し、特殊営業許可証を発給する。ただし法定伝染病の診療や死亡診断書の発行などは許さない。特殊営業許可証の有効期限は一五年とする。

四、中医の宣伝を取り締まり、中医を紹介する広告も禁止する。

五、新聞や雑誌を検閲し、非科学的な医学の宣伝を禁止する。

六、中医学校の設立を禁止する。

西欧化論の中堅人物である余巌は、徹底した中医廃止論者で、一躍医学界に名を馳せた。当時の風潮と中華民国が施行する西洋医学重視の政策を背景に、余巌の提案は容易に可決された。衛生行政に携わる官僚はみな西洋医で、その観点や認識が余巌と等しく中医廃止に傾いていたからである。

中医廃止案が施行されれば、数十万人の失業者が見込まれる。全国の中医は憤然として、反対運動を起こした。上海中医薬界が発起人となり代表を上海に招集し、一九二九年三月一七日決起大会を開いて決議案の取り消しを要求した。そのため衛生部は、中医廃止案の施行を一時見合わせた。

ところが半年も経たないうちに、教育部と衛生部が、中医学校や中医院設立の禁止、中医学校を伝習所、中医院を診室に改称するよう訓令した。さらに、全国医薬団体総連合会の会則を修正させた。これに反発した中医団体の代表は、一二月七日南京へ赴き、当局に訓令の撤廃を要求した。

中医団体との抗争を緩和するため、中央委員会が一九三〇年五月七日の政治会議の席上、中央国医館の設立を提案したところ、ただちに通過した。これは、中医学の学術を科学的に整理し、研究するための施設である。翌年三月一七日、正式に中央国医館が組織された。

医者と認められない中医

一九三三年六月七日の政治会議の席上、法制委員会委員長焦《しょう》易堂《いどう》が国医（中医）条例の制定を提案した。これを受けて国医条例草案に対し、行政院院長（首相）汪兆銘《おうちょうめい》（中国の政治家。抗日戦中、新国民政府の主席となった）は次のような反対意見を述べた。

「中医学は陰陽五行説を唱え、解剖を重視せず、科学的な根拠がない。中医薬は分析もしないので、薬効が定かでない。自らの経験をいえば、中医による誤診と誤治（誤療）をこうむったことがある。中医の就業を許さず、全国の中薬店の営業も禁止すべきである。

医学を武器にたとえると、中医学は刀剣で、西洋医学は大砲や戦車である。中医学を認めることは、刀剣で大砲や戦車に向かっていくようなものだ。とうてい勝てないのである」

このような論争の末、国医条例草案は行政院に属する教育部と内政部に送られ、審議されることとなった。その間、汪兆銘は終始反対意見を主張したため、一九三三年六月二七日の審議会では、学術研究の機関である中央国医館が、中医を管掌するのは好ましくないとして否決された。

その後、法制委員会で委員長焦易堂が国医条例草案を通過させ、審議のために立法院(国会)へ送った。この際、〝国医〟を〝中医〟と改称した。汪兆銘は草案の成立を阻止するため、一九三五年八月五日、立法院院長孫科に次のような書簡を送った。

「この草案は人民の命にかかわるばかりでなく、国際的な体面にも影響を与える。もし中医に行政権を与えれば、中国のためにならない」

行政院と立法院の強硬な反対のため、またしても中医条例の公布が見送られた。

一九三五年一一月、国民党の全国代表大会で馮玉祥《ふうぎょくしょう》(軍閥の首領の一人)らが提議して、翌年一月にようやく中医条例施行の運びとなった。ところが、行政院で中医審査規則が通過し、一九三六年七月六日に衛生署から発布された。この規則には、教育部または自治体が認めた中医学校卒業証書がなければ、中医免許証が得られないとうたってあった。当時、教育部は中医学校を認めていなかったので、中医の資格を全面的に否定しているのと同じであった。

これを受けて一九三七年二月一七日、全国医薬団体総連合会が、中医を西洋医と同等に認めるよう要求した。しかし七月七日、日中戦争に突入し、国を挙げて抗日戦争に挑むため、中医の合法的な権利を勝ちとる運動も中断されてしまった。

中医学を科学化できるのか

中医の科学化について、陸淵雷は、中医学は実理つまり科学的ではないが、実効つまり客観的効験があると認めている。科学的な方法で中医学の実効を研究するには、効能の作用機序を解明することが関鍵《かんけん》（要）であると主張した。

中医学が非科学的であると評定するには、対照となる基準が必要である。陸淵雷ら中医科学化論者は、西洋医学を基準にして、それに符号するものが科学で、符号しないものは非科学であると明確に説いている。この基準に従えば、ほとんどの中医学の理論は西洋医学に合致しないので、非科学的であるという。

陸淵雷は『論医集』のなかで次のように述べている。

「中医学が西洋医学に勝るところは、理論ではなく治療にあるが、『素問』、『霊枢』、『難経《なんぎょう》』などの理論書の多くは、古人のあて推量によるもので、生理学、解剖学、病理学に合致しない。西洋医学を医学の根底として尊ぶために自ら物議をかもし、中医廃止の危機を引き起こしたことは、大きな不知である」

また肝臓について、『生理補証』のなかで次のように論じている。

「生理学の見地からいえば、肝臓の化学作用はきわめて複雑で、今なお知り尽くせないところがある。胆汁を分泌するほか、炭水化物と脂質代謝に大いに関係がある。飲食物に含まれる微量の毒は肝臓を経ると無毒に化すので、人体の消毒器ともいえる。

古医書では、肝臓の機能に触れず、肝臓から胆汁が分泌されていることも記されていない。肝臓の病には肝うっ血、肝充血、肝膿瘍、肝硬変があるが、古医書に記されている肝の証候(症候)はこれらの諸病と符号しない。

黄疸は肝臓病にみられる症状である。中医書では、黄疸を論じても肝といわず、脾象、湿熱といっているが、これは肝臓の生理や病理をまったく理解していない。

古医書では、肝の部位や形態だけを記してその生理や病態に触れず、脳神経の機能を肝の機能と誤り、脳神経の病変を肝の病変と誤認しているのである」

中医廃止論と中医科学化論には、中医学理論に対する認識や姿勢の一致がある。すなわち、中医学理論の科学性、真理性、存在価値を否定し、西洋医学理論で中医学理論を変えようとする。中医廃止論は中医学を消滅させるばかりでなく、中医の職業まで奪ってしまう。中医科学化論は、中医学理論を否定するが、治療効果は認められるので、中医学の実践も医業も許すと主張している。つまり、中医の医業を存続させるか否かが論点である。

西洋医学と中医学をいかに併存させるか

併存論は、西洋医学と中医学の互いに異なる点を相対的に独立させる医学体系で、両者を併存し、おのおの発展を期して中医学の思潮を存続させる。併存論を唱えた代表的な人物には、惲樹珏《うんじゅかく》らがいる。

西洋医学の生理解剖学的見地に立てば、中医学の五行説に矛盾があることは早くから論議されていた。しかも五行説は、中国の文化人の間でも痛烈に批判されている。新文化運動（一九一九年の五・四運動前後の中国知識人による啓蒙運動）を唱える者はもとより、保守派の梁《りょう》啓超《けいちょう》（清末、民国初期の啓蒙思想家）さえもが、迷信の根源と指摘している。

中医学は広範に五行説を応用しているので、それが西洋医に批判される論拠となる。一九二〇年代以後、一部の中医までもが疑い始め、否定する者さえ現れた。

五行説を放棄すれば、中医学理論を全面的に放棄するのと同じで、西欧化論者の反発からいかにこの説を守るかが問題の要である。このような背景のもと、惲樹珏は五行説批判に対して反論し、臓器の概念を『群経見智録《ぐんけいけんちろく》』のなかで次のように論述している。

「『内経』には肝は春、心は夏、脾は長夏、肺は秋、腎は冬に属すとある。『内経』に記されている五臓は実質臓器ではなく、すなわち四季の五臓を指す。この理論を知らない者はあらゆる困難にぶつかり、『内経』に関しては一語も通じないといえる」

惲樹珏は春、夏、長夏、秋、冬の五季の変化を臓器に関連させて、五臓を中心に相生《そうじょう》、相剋《そうこく》の理論を運用し、生理現象と病理変化を説明している。この解釈によって、中医学の五行説は術数、巫覡《ふげき》の五行と区別され、西欧化論者の批判に対抗した。そして中医学理論の維持の重要性を示す中核となったのである。

惲樹珏は、余巌らの中医廃止論者に対して正面から反論し、中央国医館が行った統一病名建議書にも強く反対した。これまで中西両医学の是非、優劣、長短が比較されてきたが、惲樹珏は両医学をそれぞれ独立発展させ併存すべきであると強調した。

そこで課題となるのが、中国の医学を一元化あるいは二元化のどちらにすべきかである。世界の歴史をみても、国家や民族、自然や社会環境、生活習慣や文化背景などすべての違いが医学を多元化している。

西洋医学が中国に伝来して以来、世界各国でも医学の一元化、二元化は回避できない問題となった。当時の社会情勢では、中西医学を一つの体系に整えるのは困難であったし、西洋医学単独あるいは中医学単独では、両医学併存の総体的実効にはおよばなかった。

総じていえば、国粋論者が堅持する中医学一元化も、西欧化論者が主張する西洋医学一元化もどちらも世のなかには通用せず、中西二元の医学が実情に即している。

第7章

薬と上手に付き合うために

薬はそもそも人体にとって異物である。病気に効果のある主作用もあれば、副作用もみられる。病気になったとき薬と上手に付き合うためには、どうすればよいのだろうか。

まず、人体には自然治癒力が備わっていることをわきまえて、必要のない薬は飲まないように心掛けることだ。

患者を診ると、すぐに注射をしたがる医者は敬遠するべきである。そして、一度に不要な薬をたくさん投与する医者には受診しないのが得策である。

本章では、注射禍や薬漬け医療などの薬害について述べる。さまざまな例を通して、われわれがどんなことに気をつければよいのか考えてみよう。

一　注射禍——必要のない治療による薬害

カンフル注射液とペニシリン

カンフル注射液は、かつて強心薬としてひん死の状態の患者に用いられた。すばらしい効果があると思い込まれ、起死回生の妙薬としてもてはやされた。日常会話でも、またマスコミでも、絶望状態になったものをふたたび盛り返すという意味に使われたりする。

カンフル注射液が登場したのは、一九三〇年代。カンフルが世に認められた理由は単純である。薬理学の大家が効くと称揚したのだ。しかしこの薬は日本独自のもので、強心作用はまったくみられないという記載が、一九七〇年代のイギリスの資料に残っている。また、アメリカのある製薬企業の薬品集には、中枢興奮薬として載っている。

現在、注射液は健康保険の適用から削除されたが、カンフルの外用薬は鎮痒薬、鎮痛薬、消炎薬として収載されている。このように、薬効がなく削除されてもよい薬はほかにもかなりある。

一方、ペニシリンは抗生物質の第一号として有名である。しかしそのすばらしい薬効のゆえ、乱用され、注射後にペニシリンショックが多発した。死にいたる場合さえあったため、近年使用ひん度が下がった。

カンフル注射液は、人びとに何の貢献もなく健康保険の適用から消えたが、起死回生の雅号が残った。ペニシリンは、人びとの役に立ったにもかかわらず、ペニシリンショックという汚名が残った。

ストマイとクロマイ

ストレプトマイシン（ストマイと略）は、土のなかの放線菌の培養液から抽出された抗生物質の一種である。ペニシリンの効かないチフス、赤痢、結核などに効果がある。ところが一方で深刻な副作用があるのも事実であった。ジヒドロストレプトマイシンによって起こる感音難聴は、投薬を中止しても症状が進み、回復はしない。

それまで急性膀胱炎に用いられていたストマイが、薬の再評価によって、効果が認められず使用禁止となった。ところが、それを知らない医者が患者にストマイを注射し、ショック死させてしまった。この医者は、再評価後二年半も経っていたにもかかわらず、不勉強のため医療事故を起こしたのである。

以前、風邪で医者にかかるとすぐに注射される時期があった。とくにクロマイ（クロロマイセチン）注射は、乱用された抗生物質のトップである。再生不良性貧血を起こすので、アメリカでは腸チフスなどの重い感染症のときにしか用いない。日本でクロマイが規制されたのは、一九七五年。アメリカより二十数年遅れであった。そのためクロマイなどの注射による大腿四頭筋拘縮症が問題になった。

大腿四頭筋とは、大腿直筋、内側広筋、中間広筋、外側広筋からなる人体でもっとも大きい筋肉である。乳幼児が風邪や発熱で医者に受診し、太ももに抗生物質や解熱薬などを注射されることによって、大腿四頭筋拘縮症が多発した。医療問題研究会によると、一九四六年から一九七三年までの間に、五四四四例もの報告があった。

大腿四頭筋拘縮症が大々的にマスコミに取りあげられたころ、日本では注射の乱用がはなはだしかった。この時期の注射の頻度は、イギリスの三〇倍といわれている。世界一注射好きな国民であることがわかる。

注射をしたがる医者と注射好きの患者が存在する限り、乱注射による災いは絶えない。注射は内服不能、もしくは内服では薬効が期待できないとき、やむをえない以外には用いないのが世界の医学界の常識である。

その後、風邪や発熱くらいでは注射を控えるようになったが、皮肉にも乳幼児の死亡率は低下した。注射はまったく不要であったことを証明している。

乳幼児の筋肉注射は減ったが、それ以外の人に対する注射や点滴注射はあいかわらず人気が高い。経口摂取のできる人が、外来で点滴を受けている情景をよく目にする。ときには医療従事者が、風邪で点滴注射を受けながら仕事をしている姿を見受ける。

点滴の始まり

点滴注射の語源のあらましを述べてみよう。

北宋時代、崇陽（湖北省崇陽県）に張詠《ちょうえい》という厳しい県知事がいた。

あるとき職場を巡視していると、一人の下級役人があわてて倉庫から飛び出してきた。張詠がその様子をみとがめて調べると、役人の頭巾の下から一銭銅貨が出てきた。詰問すると、それは倉庫の公金とわかった。

張詠は役人を捕らえて、鞭打ちの刑に処した。すると、その役人は急に横柄な態度に変わりこう言った。

「たった銅銭一枚じゃありませんか。打ちたければ打ってください。でも、まさか私を斬るわけにはいかないでしょう」

そこで、張詠は厳しい判決を下した。

「一日一銭なれば、千日で千銭。縄鋸《ひ》きて木を断ち、水滴りて石を穿《うが》つ」

そして自ら剣を取り、役人を斬殺した。とかく上司をあなどり、軽視する当時の役人をいましめようとした英断であった。この話は、後まで崇陽の人びとの語り草になった。

水滴りて石を穿つとは、微力でも根気よく続ければ大事を成すことのたとえで、点滴石を穿つともいう。点滴のもとの意味は、水の滴り、しずく、雨垂れである。

一八三一年、スコットランドでコレラが流行し、死因が脱水によるものとわかった。医者が、食塩や重曹を溶液にして静脈に注射したところ、患者の命は救われた。これが点滴注射の始まりである。現在では、水分や栄養分などの補給に利用している。脱水状態や手術の際、口から食事が摂れない場合などに、点滴注射は欠かせないものである。

点滴をしたがる医者、してほしがる患者

ところで、入院患者の頭上に点滴びんがぶら下がっているのをよく見掛ける。それほどまでに、点滴注射が必要であろうか。過剰に点滴をすると、水分が増えて心臓や肺などに負担がかかる。患者が衰弱している場合は肺水腫を起こすこともあり、点滴で肺を穿つことになりかねない。

これは五七歳の男性の訴えである。廊下の電球を取り替えるため脚立に乗った途端、足を踏みはずして転倒した。足と頭を打ったが、意識ははっきりしていた。ある病院で受診したところ、入院を勧められた。

入院後、経過はよく食欲も旺盛であったが、毎日点滴注射をされていた。初めのうちは点滴注射も治療の一つだと思って辛抱していたが、三週間も続くともううんざりだ。患者はたまりかねて退院を申し出た。

退院後、かかりつけの医者に相談すると、打撲くらいで点滴注射は必要ない、と否定された。この症例の場合、患者自身が点滴注射の必要性に疑問を抱いて自主退院した。世のなかには、必要のない点滴注射を受けている者がまだたくさんいると思われる。

ある七一歳の婦人は、以前に急性胃腸炎を患い、点滴注射の治療を受けて軽快した経験がある。それ以来、婦人はどんな病気になっても、点滴注射を受ければよくなると思い込んでいた。

その日も、ある医療機関で点滴注射を受けた。患者は帰宅後にわかに動悸が激しくなり、近くの医者に往診を依頼した。高血圧症で治療を受けているというが、血圧は異常に高かった。医者が疑問に思って尋ねると、

「ふらふらするので、点滴注射をしてもらいました」

と、患者は答えた。患者は食欲も旺盛で、受診時の様子を聞いた限りでは、点滴注射を必要とする状態ではなかったと思われる。点滴注射を受けたため、血圧が余計に上がったのだろう。患者は静脈が出にくいので、何回も針を刺し直されたと不平を言った。医者は、

「そんな痛い思いまでして、点滴注射に頼ることはないのですよ」

と説明したが、あまり手応えはなかった。これはまさに重症の〝点滴注射病〟である。

ある救急病院では、搬送されてくるほとんどの患者に、必要の有無にかかわらずブドウ糖液の点滴注射を行う。

その病院へある患者が入院し、今までより倦怠感を覚えるようになった。一週間後、検査の結果が出て、糖尿病とわかった。病名の確定診断がつかないうちからむやみに点滴注射をすると、病状を悪化させることがある。点滴注射は慎重に行わなければならないものなのである。

二　プラセボの驚くべき効果

気休め薬で自然治癒力を高める

プラセボは、〝満足させる〟という意味のラテン語 placere の未来形から派生した用語で、プラシーボともいう。偽薬と訳されているが、気休め薬といったほうがよい。二重盲検法の対照薬とする気休め薬のことで、薬理作用はないが、患者に心理的効果をもたらす場合がある。

一九四七年、イギリスでは、二重盲検法という科学的薬効評価法を導入している。新薬の有効性を判定するにあたり、二重盲検法が行われる。投薬する医者も、受診する患者も、どのような薬が用いられたか見わけがつかないような状態で、片方の患者群にプラセボ、もう片方には新しい治療薬を与えて薬効の客観的検定を行う。

プラセボは、次のように使われている。

一つ目は、医者がわざと薬効のない薬を患者に与える場合で、乳糖や生理食塩液などを睡眠薬や鎮痛薬と偽って与えるのがこれにあてはまる。

二つ目は、まったく効かない薬を医者も患者も効くと信じ込む場合で、健康保険適用の一部の薬がこれに入る。たとえば、かつてのカンフル注射液、インターフェロン製剤（一九七ページ参照)、白内障の点眼薬などがそうである。

三つ目は、ウイルス性感冒に抗菌薬を投与する場合であろう。医者は効くと思い込んで処方するが、耐性菌育成を助長するだけで何の役にも立たない。医者は、細菌性二次感染の防止という理由で与えるが、患者のためにはならない。これは医者の自己満足にすぎない。

抗菌薬は、最少限の投与量に抑えるのが好ましい。日本における投与量は、欧米に比べて二、三倍多いといわれている。必要量の倍を用いると、耐性菌の出現率が四倍になる。使用量を半分に減らすだけで、耐性菌の出現率が四分の一に下がる。ある病院の耐性菌について調べた統計によれば、病院全体の抗菌薬使用量の多い月は、緑膿菌の出現率が高く、投薬量の少ない月の出現率は低かった。

病気は治るもので、治すのではない。小さな傷は放っておいても、そのうち跡かたもなく消えてしまう。つまり、生体には自然治癒力が備わっているのである。そして、薬はその薬理作用を介して、プラセボは精神を介して、自然治癒力の回復を促すのである。それゆえに、気休め薬を与えただけで三十数%の治療効果が得られ、それに自然治癒力を加えると五、六〇%の効果が現れる。

病は気から

〝杯中《はいちゅう》の蛇影《だえい》〟という成語がある。疑いをもてば、なんでもないことまでが神経を悩ますというたとえである。この話の主人公に病名をつけるなら、神経性胃炎といったところであろう。

晋の楽広《がくこう》は、幼いころから頭がよく、家は貧しかったが学問の道に没頭した。河南の長官に栄転したときの話である。いつも親しく訪ねてくる客が来なくなった。楽広はそのわけを聞いた。するとその客は、

「この前、役所で酒をいただいたとき、飲もうとしたら杯中に蛇がいるのを見ました。不快でしたが、それを飲んでしまったので病気になりました」

と答えた。

楽広が調べてみると、役所の壁に角弓が掛けてあるのに気がついた。それには、漆で蛇の絵が描いてあった。杯中の蛇は角弓の影だったのだ。

そこでふたたびその客を招き、前と同じ席で酒盛りをした。楽広が、

「杯中にまた何か見えますか」

と、客に尋ねると、客は、

「この前、見たような蛇が入っています」

と答えた。

楽広は、蛇の映るわけを説明した。客は誤解がとけて、腹の不快感がとれたという。

二六歳のある男性は、友人と海外旅行を楽しんできた。友人に誘われて夜の街で遊び、店の女と同じコップを使った。それだけのことで、性病でも移っていないかと気に病み、陰部の不快感を覚えるようになった。医者に受診し、念のために血液検査を受けたが、もちろん異常はなかった。結果を知らされた途端、不快感がすっかり消失したという。

便秘症で通院している五一歳の婦人がいる。友人が腸閉塞で手術を受けたと聞いてから、余計に体調が悪くなった。便秘症とはいうものの、硬便を排出している。腹痛もなく、腹部にも異常はみられない。患者が懸念する腸閉塞の兆候はなかった。医者は、様子をみるように言っておいたが、ほどなく症状は軽快した。患者は、腹中に蛇影を見ていたにすぎない。

望梅《ぼうばい》止渇《しかつ》

魏の武帝（曹操）が行軍しているとき、水汲みに行く道を見失った。将兵は口渇に苦しんで、前進できないほどに疲れきっていた。

指揮にあたっていた武帝は、ふと妙案を思い立って号令を掛けた。

「前方に大きな梅林がある。梅の実がたわわになって、喉の渇きを癒すことができるぞ」

兵士は、梅と聞いて熟れた果肉の酸っぱさを連想し、口中に唾液が分泌された。元気を取りもどした兵士は、これに乗じて前方の水源までたどりつくことができた。

望梅止渇という故事のあらましだが、梅の暗示を掛けることによって、口渇をしのぐことができた。代用品でも、一時の間に合わせには役に立つことをいう。

胃腸の透視を行う際、造影剤を患者に飲ませるが、飲みやすいものではないのでどの人も顔をしかめる。そんなとき、医者は患者に好きな食べ物を尋ねる。

「アワビ、ウニ、トロ、ステーキ…」

患者は、頭に思い浮かべながら好物をいくつか挙げる。そうこうするうちに患者の緊張感はほぐれ、唾液の分泌が促されて、造影剤が飲みやすくなる。

暗示の効果

六歳になる女児が頻尿を訴えて受診した。一日のうちに何回も便所へ走り、残尿感に苦しむ。医者は、母親に養生の指示を与えて投薬したところ、一週間ほどで治った。

しばらくして、女児がふたたび受診した。一時はよくなっていたのに、前のときより排尿の回数が増えてきたという。医者は妙だと思いながら問診していくと、治った後も母親が子供の顔を見ては、

「おしっこは大丈夫なの」

と尋ね、排尿のたびに子供の局所を洗っていた。そして、外へも出さず家のなかで遊ばせた。子供は退屈なあまり、小便のことばかり気になって、尿が溜まっていなくても便所へ走る。母親は、それを頻尿と思い込んで受診させたのである。もちろん尿を調べても異常は見られなかった。医者は女児に言った。

「よくなっているから、もう外へ出て遊んでもいいよ」

母親には、放置して様子を見るように言っておいた。数日後、女児はすっかりよくなった。

ムンテラという語がある。これは、ドイツ語Mundtherapie（口述治療）の略で、医療従事者の間でよく使われている。医者が患者や家族に、病状の説明を兼ねて対話で暗示を与え、治療効果を期待するものである。ときには注射や投薬がなくても、ムンテラで病状を和らげることができる。頻尿に苦しむ女児も、病気が治ったと聞かされた日から快方に向かった。

三　薬漬け医療をやめよう

薬さえ出しておけば

現在の日本では、欧米に比べて医薬品の誇大広告を容認し、大衆が薬を飲みたくなるような素地がつくられている。薬局、薬店に加え、配置薬という特殊な経路でも、容易に薬が手に入る。そのうえ、多くの問題を抱えている医療保険制度によって、一部の医者が必要以上に投薬するため、人びとは余分に薬を飲んでいる。

医者が患者を診察しないで投薬することを無診投薬という。本来は、やむをえない事情がある場合にかぎって行うもので、好ましい行為ではない。大病院では待ち時間が長いせいか、再診の際、患者の要望に応えて診察をせずに薬だけを渡すことがよくある。患者は容易に薬がもらえるので、受診をあまり重要視せず、医療機関を薬屋と同じように考えてしまう。

これが習慣になると、なかにはたくさんもらって余分な薬を他人にわけ与えたり、捨てたりする患者がいる。とくに高齢者にはこのような例がときどきみられ、国民医療費を押しあげる一因になっている。

当局は、国民が薬漬けにならないように対策を練っているが、あまり変わらないのが現状である。医療保険法を手直ししても、薬を出したがる医者と本質的に薬好きの患者が多い国民性が、つねにその前途を阻んでいる。薬の乱用を防ごうと、当局は医薬分業に力を注いでいるが、逆に医薬費は増えるばかりである。この問題は根深く、今もって解決されていない。

医薬分業の弊害

一九二〇年三月、日本薬剤師会が医薬分業実施請願書を各支部に発送した。翌年、大病院の薬局在職者と、日本青年薬剤師団団員により、医薬分業促進同盟会が結成された。これに対し、一九二一年三月一六日、大日本医師会は各道府県医師会宛に文書を送り、医薬分業対策を講じた。

その後、医薬分業は実施に向けて討議されたが、施行にはいたらなかった。

一九五〇年、GHQ（連合国最高司令官総司令部）が日本に医薬分業の勧告をしたが、反対する開業医と賛成する開局薬剤師との対立が激しかった。それにもかかわらず、当時の厚生省は一九五四年六月一日、医薬分業実施に向けて準備に入り、医薬関係審議会設置法を公布した。しかし、薬局の応需体制が整わないため、日本医師会はもとより国民の過半数が反対し、当局は一二月四日、医薬分業強制実施を一五ヵ月延期する改正法を公布した。結局、十分な討議を行わないまま、一九五六年四月一日、医薬分業が実施された。

一九七四年七月一五日にいたって、当時の厚生省医務局が医薬分業実態調査を行い、翌年五月に発表したが、当局の狙いとはほど遠い結果であった。それに加え、医療機関では第二薬局（利益追求のため院内のほか、院外にも設けられた薬局）の設置が相次ぎ、のちに薬価の差額利益取得で問題化した。

一九七八年五月、医療保険法改正案が国会に提出された。六月六日、日本医師会はこの抜本改革案に反対して院外処方箋発行運動を開始した。六月八日、日本薬剤師会はこれを医薬分業確立の好機と受け止め、総力を挙げて応需体制を整えようとした。だが、現実に院外処方箋に対応できる薬局の数は極めて少なかった。

この時点で医薬分業を取り入れたのはわずかな医者で、しかも医療機関と保険薬局の間に癒着ができ、不当な利益を得る者も現れた。保険医が特定の保険薬局で調剤を受けるよう患者に指示し、その見返りに薬局から金品やその他の利益を受ける。また、保険薬局が患者に、特定の薬の処方箋を医者に書いてもらうように勧めるという逆の構図もみられた。医療費抑制のつもりで推進された医薬分業は、弊害が増えただけで、当時の厚生省のかかげる目標を達成できなかった。

患者の負担

患者の立場から考えても、医薬分業は有利にはならない。診察料以外にそのつど処方箋料を負担させられ、さらに薬局へ出向く煩わしさが増える。それに診察や調剤時の待ち時間を加えると、経済的、時間的な損失が大きく、病弱者や老人には負担が大きい。天候の悪い日など、たいへん気の毒である。

日本では、医者の手から薬をもらうという医療慣行が長く続いており、それによって安心感が得られるというメリットもある。院外処方箋による投薬は、はたして医者の指示どおりであるかどうか、不安に思う患者も出てくるだろう。

薬局側にしても、多種多様の薬を備えておかなければ、あらゆる患者に対応できない。期限の切れた薬はつねに入れ替え、夜間でも調剤に応じるなどの諸条件を満たさねばならないので、分業に踏みきれない薬剤師が多い。

医者と薬剤師の権益に終始せず、患者の立場に沿った分業であってほしい。結局、厚生労働省、医療機関、薬局、患者の四者がともに理想とする共通の認識が生まれてこない限り、医薬分業はうまくいかない。

薬害拡大の温床

一九六一年、西ドイツの医師レンツは、睡眠薬サリドマイドにより四肢内臓奇形児が誕生することを発表し、その販売中止を呼び掛けた。初めはこの薬害を認めなかった西ドイツの製薬企業も世論に屈し、一一月中に世界各国に薬の回収を通達した。

ところが日本では、翌年五月三日、ようやく製造販売の中止に踏みきった。その間、サリドマイドの被害者数はさらに増えてしまった。サリドマイド禍は医薬行政、製薬企業の体質に深く根ざして発生し、被害を拡大する要因ともなった。

このサリドマイド事件以来、人びとが薬に対する認識を改めたことは否めない事実である。

サリドマイドの問題は民事訴訟で争われ、日本最初の薬害集団訴訟に発展した。

サリドマイド禍の進行と少し遅れて、もう一つの大型薬害が発生した。キノホルムによるスモン病（亜急性脊髄視神経症）である。スモン病は、サリドマイド禍の教訓を活かすことなく、薬漬け医療の必然的結果として表れた。

アメリカでは、キノホルムの適応症をアメーバ赤痢に限定している。ヨーロッパ諸国でも、日本ほど薬害は多発していなかった。日本で被害が多発した理由は、急性大腸疾患や疫痢などに用いられていたものを、下痢にも効くからというので、適応症を拡大して整腸薬に仕立てあげ、用量も約一〇倍も増やしたからである。そのうえ、キノホルムを局方品として収載したため、有効性や安全性を保証したような形で薬害が拡大してしまった。

日本でも、戦前の医書では、キノホルムを服用する際は休薬期間を置くように勧めていた。だが戦後、いっさいの歯止めがはずされ、薬漬け医療のもとに長期服用が行われた。スモン病の薬害は、投薬の総量が多くなるほど出現率も高く現れた。

薬育の必要性

薬との正しい付き合い方を学ばせる教育を「薬育」という。フランスでは小学校から薬育を行っている。なぜ薬が効くのか、その作用機序（消化管で吸収され、血液の循環によって全身に回り、一部は老廃物とともに腎臓を通し尿として排泄される）、薬の正しい選び方を教え、乱用しないように諭す。

欧米の人びとは早くから薬害を認識し、薬に対して敏感である。ゆえに、日本より薬の使用量が少なく、使用期間も短い。医者に受診しても自ら薬を求める者はあまりいない。日本でも小学校から薬育を行えば、成人になって医者に不要な薬を求める者がなくなると思われる。

日本では、臨床薬理学の教育を系統的に行っている大学はあまりない。そして、漢方の教育も受けずに漢方薬を処方する人が多い。漢方の証を把握できない医者が投薬するので、適応外でも用いるきらいがある。

欧米では、漢方薬は健康保険診療で認められていない。どうしても漢方薬を飲みたい人は、食品店で求めることになる。そういう店では薬草や民間薬の類いも扱っている。漢方薬は食品としかみなされていないのである。

欧米でも植物薬や生薬製剤はよく使われている。とくに、伝統的なドイツの植物療法や、アメリカの栄養補助食品としての利用率が高い。これは漢方エキス製剤とはまったく内容が違うが、混淆されやすい。

日本漢方生薬製剤協会の推計によると、一九九七年の薬用植物・生薬製剤市場の世界総売上は一六五億ドル（約一兆八、〇〇〇億円）。そのうち日本は一五・二％、欧米は六六・七％を占めている。

生薬で治療できる病気であれば、べつに漢方薬を用いなくてもよい。漢方薬は、経験に基づいて使用されている。未知数であるがゆえに、世評ほどの効果が期待できない。また、エキス製剤は漢方薬といえるかどうかさえ疑わしい。エキス製剤を処方することで、かえって相互作用による薬害が増えるのではなかろうか。

四　副作用のない薬は存在しない

薬は多くの人の命を救ってきた。人類にとってなくてはならないものである。よく効く薬をどうしても用いなくては病気がよくならないとき、そんな場合はたとえ副作用が現れても仕方がない。だが、すべての薬がなくてはならないものとはかぎらない。効力がない薬、使わなくてもよい薬を与えて、薬害に苦しむというのは割に合わない。風邪くらいで筋肉注射による大腿四頭筋拘縮症を引き起こした場合や、肝炎で小柴胡湯（一九四ページ）を飲んで死亡した例がそうである。

下剤の正しい使い方

「便秘」を国語辞典で調べると、「大便が腸にたまって出ないこと。大便がとどこおって出ないこと」とある。

ここでは、器質的な原因のない常習性便秘を取りあげて述べてみよう。

常習性便秘（慢性便秘）は弛緩性便秘、けいれん性便秘、直腸性便秘にわけられる。年をとると結腸の緊張がゆるみ、腸の動きが低下し、弛緩性便秘になりやすい。近ごろは、精神的ストレスなどによって、腸管の機能亢進を来すけいれん性便秘が増えている。

便秘治療は、まず適切な食事療法から始め、排便習慣をつけるのが原則である。これによる改善が難しいとき、はじめて下剤を用いる。

日本の下剤の売上を調べてみると、アントラキノン誘導体の薬剤が七割以上を占めている。アントラキノン誘導体は自然界に分布しており、アロエ、センナ、ダイオウなど多くの植物性下剤に含まれる。下剤の服用量が過ぎると、食欲不振、腹痛、下痢などの副作用を起こす。長期服用すると、大腸黒皮症になる場合もある。授乳期の婦人が服用すると、アントラキノン誘導体が母乳中に移行し、乳児の下痢を起こすこともある。子宮収縮作用や骨盤内臓器の充血作用により、流産や早産の危険性があるので、妊婦には投与しないほうが望ましい。

大腸黒皮症になると、大腸粘膜が淡褐色から黒褐色を呈する。その変化は粘膜にとどまらず、腸管神経叢にもいたり、便秘をさらに増悪させる例もある。また、長期服用によりタンニン酸の収斂作用でさらに便秘を来すほか、直腸や肛門の反射が消失し、自然な便意を失ってしまう例も多い。

センナやダイオウは、就寝前に服用すれば翌日には排便が得られる便利さがあるので普及した。短期的に用いる場合は便利な下剤であるが、常習性便秘には、まず塩類下剤（カマグ［酸化マグネシウム］など）を試してみるほうが好ましい。

直腸性便秘は、新レシカルボン坐剤を用いて、直腸内に貯留した便の排出を促すのがよい。この坐剤は、肛門へ挿入することにより炭酸ガスを発生し生理的に排便を促すため、小児や妊産婦にも使用できる。

便秘の原因はさまざまであるため、それに応じた治療を施す必要がある。つねに全身疾患の有無を考慮して、下剤を用いるべきである。

漢方薬の安全神話

サリドマイド禍は、人びとに薬害の認識を高め、各国の薬事法を一変させた。しかしその一方で、西洋医薬への不信感が高まり、漢方薬には副作用がないという安全神話をつくりあげる契機ともなった。

そのうえ中国では国策として、中医学をあまりにも重視している。中医学に西洋医学を並立させ、中西合作の医療体系を確立している。そのため中医薬はすぐれているという幻想を日本の人びとに抱かせたのである。

マスコミもそれをあおり続けていた。おりしも、漢方薬を健康保険に適用させる運動が始まった。ごくわずかの医者や市民の署名を集め、当時の厚生省宛に提出した。市民運動の圧力や製薬企業の策略、それに当時の日本医師会会長武見太郎の政治力に屈し、漢方薬は健康保険の適用となった。結局一九七六年、中央薬事審議会の諮問を受けることなく、漢方エキス製剤は認可されたのである。

武見氏の死後、当時の厚生官僚が認可削除の方針を決めたが、日本東洋医学会の反対運動に押しきられ実現できなかった。いったん適用されると、漢方薬は万能薬になったように扱われてしまう。しかし、日常診療の現場で行われている医療全体からみても、生薬製剤で十分間に合っているのである。

アメリカでは一九六二年、新しい基準に基づく薬事法の修正法案が成立した。日本でも一九六七年九月に、「医薬品製造承認に関する基本方針」を定めた。これにより、アメリカでも日本でも、すでに市販されている薬の再評価が行われた。このような基本方針ができたにもかかわらず、日本では活用されることもなく漢方エキス製剤はいともかんたんに収載され、一九九六年三月とうとう死亡例を出してしまった。

中国の中医薬事情

今日の大陸に目を向けてみよう。

中国は伝統医学に力を注いでいる割には目標にほど遠く、西洋医学が主流となっている。患者側からみて、中医にかかるほうが治療代は安い（西洋医薬の約一割）が、西洋医に受診する人が多い。というのは、治療代が少々高くなっても、西洋医に診てもらえば短期間で病気が治るからである。

とくに中国の若い医者は、中医薬より西洋医薬を好んで処方する。西洋医学の志望者は多く、いっこうに中医学は伸びない。

日本では逆に、漢方薬のほうが高価であるにもかかわらず、愛好家はかなり多いようである。健康保険に適用されている漢方薬のうち、一二八品目について調べてみたところ、張仲景の『傷寒論』、『金匱要略《きんきようりゃく》』からの出典が六一品目におよんでいる。これらの漢方薬は江戸時代から古方派によって使われている。

ヒポクラテスの使っていた薬には、現代医学で薬として認められるものはないが、今でも医聖と崇められている。しかし、張仲景は多くの薬方を残していながら、一般の人にはあまり知られていない。ヒポクラテスと張仲景の知名度を調べてみたことがある。数十名の医療従事者の九割がヒポクラテスを知っている。だが、張仲景の場合、全員が名前すら聞いたこともないという。音楽家にたとえるなら、名曲を演奏していても、その作曲者の名前を知らないのと同じである。

日進月歩の世のなか、ヒポクラテス時代の薬を否定するのは、当然の成り行きである。ところが張仲景の薬方だけは、有効性や安全性、有用性を疑わずに現在でも使用されている。思い込みで安易に薬を出し過ぎる医者と、薬好きの患者の薬依存性が解消できないところへ、漢方薬が健康保険に適用され、薬漬けに拍車を掛けた。

余分なものまで飲んでしまう

麻黄湯を例に挙げてみよう。

喘息は、西洋医薬だけで十分に治療できる。漢方薬の出番はない。内服薬、点滴注射薬、吸入用ステロイド薬、経皮吸収薬などの療法、どれをとっても漢方薬に比べて速効性があり、確実な効果が得られる。

だが、漢方薬好きの医者は麻黄湯を処方する。麻黄湯は麻黄、杏仁《きょうにん》（アンズの種子の核。青酸配糖体を含む）、桂皮（シナモン）、甘草《かんぞう》の混合生薬なので、患者は麻黄以外の三種類を余分に飲まされることになる。薬代の負担が増えるだけでなく、副作用の危険性も高まる。そのうえ効果が弱いため、喘息が自然に治まるまで患者は長時間、呼吸困難にさいなまれる。

以前、E病院に勤務していたときの話である。昼休みの雑談のなかで、私がこのような混合生薬の害を話題にしたところ、ある若い薬剤師が次のようにたとえて言った。

「これじゃあまるで、食堂でうどん一杯頼んだだけで、うどん、そば、中華そば、そうめんが一度に出されたようなものですね。そばアレルギーの人なら、喘息の発作を起こしかねない」

在宅老人への投薬を調べた統計によると、五品目以下の併用では副作用の出現率が四％なのに、一五品目以上だと四〇％に跳ね上がる。したがって、西洋医薬に漢方薬を一品目以上併用すると、危険性はかなり増大する。というのは、漢方薬一品目だけで数種から十数種の生薬が混合されているからである。

薬の相互作用は、一たす一は二ではなく、ときに三以上にもなる。B病院に勤務していたときの話である。A医師が西洋医薬のほか、漢方薬を三、四品目も併用している処方を見掛けた。A医師はもちろん証も知らず、効能書きを見て出したものと思われる。これはまさに薬漬けの典型である。

薬剤併用により昏睡状態に陥った例を挙げてみよう。

二五歳のN嬢はうつ病のため、ある医院で七品目の西洋医薬を投与されていた。加えて、便秘症でもあったため、一八種類の生薬を含む防風通聖散《ぼうふうつうしょうさん》と、風邪薬の葛根湯（七種類の生薬を含む）をも併用していた。

ある日、N嬢の様子がおかしいので家族が救急車を呼んだ。病院に搬入されてきたとき、刺激に対する反応がなく、人事不省の状態であった。入院四日目にようやく意識がはっきりしてきた。西洋医薬と漢方エキス製剤との併用による薬剤相互作用の恐ろしさを物語っている。

台湾での中医薬による被害

中国は広大な版図を領有しているため、医薬行政は自治体に委ねられている。衛生部は全国の製薬企業を統轄していながら、実際には監督できていない。そのうえ共産体制下特有の産官合一の体質が、経済開放政策の時流にあおられ、品質より利潤追求に流れがちで、薬の認可もおろそかである。

台湾は日本と同じく西洋医学が主流であるが、中医薬の信奉者も存在する。信奉者の求めに応え、悪徳業者は大陸から台湾へ不良中医薬を密輸している。また、中国への観光旅行を兼ねて、自ら中医薬を持ち帰る者もみられる。

これらの薬は巷に流通し、薬害に拍車を掛ける。八宝散、驚風散、保済丸などの小児中医薬を飲み、重篤な副作用を起こした例が増えている。台湾のマスコミを通じ、世間に報じられているのに、依然として被害は跡を絶たない。

そこで台湾の衛生当局は、密輸薬品を集めて分析を加えた。一九九一年、行政院衛生署の発行した小冊子『透視大陸薬品』によると、中医薬九三品目中、西洋医薬を混合しているものが七一品目におよぶ。小冊子のなかから、いくつかの例を挙げてみよう。

中医薬のなかで、重金属の鉛、銅、水銀、ヒ素、カドミウムなどの含有量が基準値を超えるものは、九三品目中七〇品目におよぶ。リウマチの鎮痛薬と称して西洋医薬の利尿降圧薬を混合したものや、補腎滋養薬に中枢神経興奮薬を入れたものもあった。日本では、漢方薬の原料のうち中国から輸入されている生薬が八〇％以上をも占めている。そのため、重金属含有量についても分析する必要があると思われる。

中医薬の組成や成分表示についての調査結果をみると、不当表示がかなりあった。五八品目中二九品目で、表示内容と実際とが異なっていた。たとえば処方に黄柏《おうばく》（ミカン科のキハダなどの樹皮）、黄連、当帰などと表示していながら、その成分を検出できない。健胃整腸薬などは、組成の表示がまったくなかった。また、カビの生えている中医薬が、三・四％もあった。

中医薬に混合された西洋医薬にご用心

リウマチに用いる中国の鎮痛薬、虎骨追風丸に混合された西洋医薬を次に挙げてみよう。

アセトアミノフェンは血小板減少、顆粒球減少、チアノーゼ、皮膚の過敏症、胃腸障害などの副作用を起こすことがある。それに、投与量が多すぎたため、肝機能障害、腎機能障害、心筋壊死を起こしたという症例が報告されている。

カフェインは投与量が多すぎると、心悸亢進、興奮、不眠、嘔吐、下痢などの副作用を起こすことがある。大量投与により、舞踊病様振戦、不整脈、四肢寒冷、瞳孔散大、虚脱状態を起こして死にいたる。

アミノピリンは皮膚の過敏症、肝機能障害、腎機能障害、胃腸障害などの副作用を起こすことがある。また顆粒球減少、血小板減少性紫斑、頭痛、めまいなどの症状が出ることもある。

ニコチン酸アミドは一過性の皮膚温上昇、発赤、蟻走感、発汗などの副作用が現れることがある。長期服用により下痢、視力障害などを起こすこともある。

フェニルブタゾンは胃腸障害、肝機能障害、白血球減少、血小板減少、浮腫などの副作用を起こすことがある。

また、中国の少林寺風湿関節丸には頭痛、胃腸障害などを起こすインドメタシンや中枢神経興奮薬のカフェインが混合されている。

消瘦薬《しょうそうやく》や碧麗芝《へきれいし》などの痩身用中医薬には、ジアゼパムが混合されている。こういった薬の愛好家はやせないだけでなく、傾眠、頭痛、めまい、歩行失調、胃腸障害などの症状に苦しむことになる。

小児奇応丸には、エチル炭酸キニーネが混合されている。本剤により顔面紅潮、発疹、浮腫、胃腸障害、視神経障害、羞明《しゅうめい》（まぶしさのため目を開けていることができなくなること）、顆粒球減少、血小板減少、出血傾向、紫斑などの副作用を起こす。大量投与により不安、興奮、錯乱などの精神症状が現れる。

台湾だけでなく、日本人観光客でも、中国から中医薬を持ち帰る者がかなりいる。その種類は胃腸薬、強壮薬、強精薬、外用薬、薬酒など多岐にわたる。なかでも一番おもしろいのは、牛の陰茎を、虎の陰茎と偽ったものをつかまされた例である。

もともと台湾では、西洋医薬の副作用を恐れて、中医薬に走る者が多い。それなのに、中医薬のなかへ不当に混合された西洋医薬で予期せぬ薬害に苦しむ。まさに〝薬を売る者は半盲、飲む者は全盲〟という皮肉なことわざのとおりである。

五　知らなかった漢方薬の薬害

葛根湯の副作用

葛は、各地の山野によくみられる落葉性の蔓草で、秋の七草の一つである。地中には肥大した根が伸び、葛でんぷんを蓄え、食用の葛粉の原料となる。葛粉は高級菓子の原料や錠剤の賦形剤などにも使われる。そばのようなアレルギーを起こすことがないので、きわめて安全な食品といえる。

葛根は発汗、解熱、鎮痛薬として漢方でよく使われる葛根湯の主剤となる。根はでんぷんのほか、数種のフラボノイド配糖体を含む。

葛根湯は葛根、大棗《たいそう》（ナツメの実の干したもの、利尿剤）、麻黄、甘草、桂皮、芍薬《しゃくやく》（キンポウゲ科の多年草の根を乾燥したもの）、生姜の七種類の生薬からなる。

風邪に葛根湯と宣伝されていたときがあった。もともと感冒くらいは薬を飲まなくても治る。どうしても薬を飲む必要があれば、葛根の単品でも十分である。ところが、この漢方薬も『傷寒論』の原典に基づくもので、あくまで張仲景の薬方にこだわるのか、葛根は単品で用いない。

葛根湯の薬害を挙げてみよう。

大棗を含むので発疹、瘙痒などの皮膚アレルギーや胃腸障害、下痢、肝機能障害などの副作用を起こすことがある。

麻黄により、交感神経刺激作用の増強、排尿障害、胃腸障害、下痢、皮膚過敏症などを起こすことがある。また発汗過多、頻脈、動悸、不眠、脱力感などの症状がみられることもある。

甘草はマメ科の多年草で、欧米でも古くから薬物や甘味料として用いられている。現在、健康保険に収載されている漢方エキス製剤のなかで、甘草を含むものは七割を占めている。感冒薬、解熱鎮痛薬、鎮咳去痰薬、胃腸薬、止瀉整腸薬などの処方に高い頻度で配合されている。

甘草の多量服用で浮腫、血圧上昇、長期服用により血圧上昇、低カリウム血症、血漿レニン活性減少、偽アルドステロン症、四肢弛緩性麻痺などの副作用が現れる。副作用の程度は筋力低下から重い中毒症状にまでおよぶ。低カリウム血症の結果としてミオパシー（ミオパチー、筋疾患、筋病、筋症ともいう）がみられる。

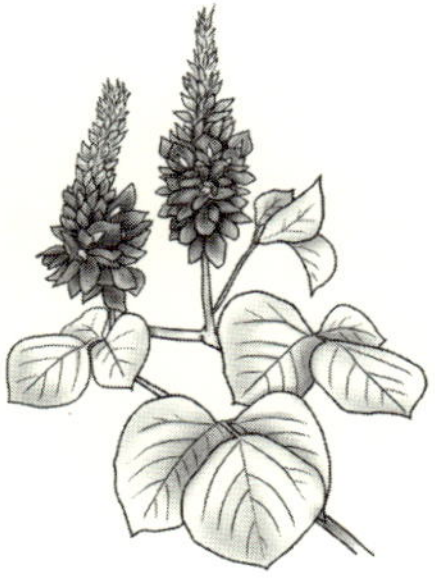

葛

桂皮により、アレルギー性肝機能障害、ときに皮膚アレルギーのため発疹、発赤、瘙痒、じんましん、水疱、壊死などの症状を起こすこともある。

芍薬を含むので、皮膚の発疹、発赤、瘙痒、じんましんなどの過敏症を起こすことがある。

生姜により、下痢や胃腸障害などの副作用が現れることがある。

以上のように、葛根だけならともかく、六種類の生薬を混合したため、薬害の出現率を高めることになる。

昔から葛根湯は多くの疾患に用いられているので、ヤブ医者は葛根湯医者と揶揄されている。何度もいうが風邪にはあまり薬はいらない。まして、「風邪に葛根湯」といううたい文句は感心しない。虚証（体力のない状態）の場合には桂枝湯（桂皮、芍薬、大棗、甘草、生姜）を投与するが、この薬方も同じように余分な生薬が入っている。

小柴胡湯の副作用

小柴胡湯も張仲景の著書が出典で、ある時期はこの薬方が漢方薬の約半数を占めていたといわれている。

効能を調べてみると、一つ目は慢性肝炎における肝機能障害の改善となっている。肝疾患に用いる西洋医薬でさえ、ほとんど対症療法で、役に立つ薬はまだ見当たらない。

そのほかの効能は、諸種の急性熱性病、肝炎、気管支炎、感冒、胸膜炎、肺結核などの結核性諸疾患の補助療法、リンパ腺炎、慢性胃腸障害、産後回復不全とある。

どれをみても、どれほどの効果があるのか疑わしい。なかでも肺結核は、西洋医薬以外に効く薬がないことは周知の事実である。

次に、小柴胡湯の毒性について挙げよう。

柴胡により皮膚の過敏症、肝機能障害、下痢、胃腸障害などの副作用を起こすことがある。

半夏により交感神経刺激作用が増強されることがある。

黄芩《おうごん》（シソ科のコガネバナの根を乾燥したもの。消炎、解熱などに用いられる）には皮膚の過敏症、交感神経刺激作用の増強などの副作用がある。また発熱、咳、呼吸困難、肺音の異常などの間質性肺炎を起こすこともある。とくにインターフェロン製剤との併用で、間質性肺炎による死亡例が多数報告されている。

人参には血圧上昇、皮膚の過敏症、肝機能障害などの副作用がある。世間では人参の効果を過大に評価し、副作用を過小に評価している。

大棗、甘草、生姜については先に述べたとおりである。

それに、出現の機序は不明であるが、小柴胡湯によるアレルギー性膀胱炎が報告されている。

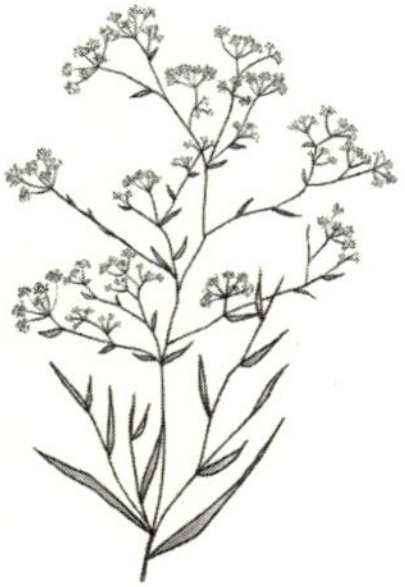
柴胡

株価に効く薬?

肝疾患に対して用いる薬としては、小柴胡湯もインターフェロン製剤も、薬効の作用機序がはっきりしないうえに副作用だけは強い。両剤とも薬効よりも副作用が先行している。その認可のいきさつを述べてみよう。

インターフェロン製剤は、動物実験の段階では細胞増殖を抑え、抗悪性腫瘍効果が確認できたので大いに期待された。がんを治す夢の新薬ともいわれ、産業界や世論を席巻し、製造元の株価は高騰した。

ところが臨床に使ってみると、発熱や全身倦怠感などの副作用が強い。有効性も当初期待されていたほど高くなかった。生体では動物実験ほどの目覚ましい効果は得られなかったのである。これも動物実験のデータを手加減して報告されたのではないか、と疑問視する向きさえある。有効性が疑わしくなるにつれ、免疫強化薬は「製薬企業の株価には効くが、がんには効かない」と揶揄されるにいたった。インターフェロン製剤が売れなくなると、株価も五〇〇〇円台から二〇〇〇円台に暴落した。

制がん作用が期待できないところで、一九九二年にC型慢性肝炎に対するインターフェロン治療が認可された。長期にわたってインターフェロン単独療法が行われてきたが、有効性や安全性は依然として低い。プラセボ効果の三十数%より低い。それでも、二〇〇一年一二月にはインターフェロン製剤と他製剤との併用療法が認可された。だが、副作用が強いだけで効果は思わしくない。

小柴胡湯は、一九八九年に間質性肺炎の副作用が指摘され、一九九二年にはインターフェロン製剤との併用による重篤な副作用例が報告されている。また、インターフェロン製剤との併用症例が増えたことにより、間質性肺炎の症例報告も激増した。これは、薬の相互作用による重篤な薬害である。ようやく一九九四年一月、小柴胡湯とインターフェロンとの併用が禁忌となった。

安全神話の落とし穴

盲目的にこの薬に頼ったため、その後も小柴胡湯による間質性肺炎の症例報告は絶えなかった。一九九六年三月一日、当時の厚生省の調べで、二年間に八八人が間質性肺炎を起こし、うち一〇人も死亡していたことがわかった。

間質性肺炎で一〇人の死亡例が報道されると、中国の『中国中医学報』は臨時増刊号でこの事件を取りあげ、次のように結論づけた。

「罪は薬にあるのではなく、誤用によるものだ」

日本の医者が証に従わず、効能書き頼りに投薬したせいで死者が出たと決めてかかったのだ。実際は、黄芩とインターフェロン製剤などとの相互作用の薬害が原因であるにもかかわらず、そのために死者が出たと警鐘を鳴らした。

ちょうどそのころ、ＮＨＫ教育テレビで、当日夜に予定していた小柴胡湯についての放送が急きょ中止となった。シンポジウムのなかで、一〇人以上の死者が報告されている小柴胡湯を取りあげながら、その副作用については触れていなかったためだという。つねに公平かつ公正を理念とするＮＨＫにしては、思わぬ失態を演じた。まさに漢方エキス製剤の安全神話の落とし穴にはまってしまったといえる。

当時の厚生省が再三にわたり使用上の注意を喚起したにもかかわらず、間質性肺炎の発症は跡を絶たない。ついに二〇〇〇年一月一四日、肝がんと肝硬変の患者への小柴胡湯の使用禁止に踏みきった。

当局が把握しているだけで、一九九四年からの六年間に一八八人が重篤な間質性肺炎になり、うち二二人が死亡している。この薬方も、柴胡だけなら毒性が弱くて済んだのだが、黄芩などの生薬を混合したため死者が出るような事態となったのである。張仲景の薬方は、もはや現代医学にはそぐわない。

漢方薬の正しい飲み方

有効性の低い薬同士を併用しても、毒性が増すだけで、薬としての役目は果たせない。薬効の明確でない漢方薬が巷に流通していると、過剰な投与で患者に医療費を無駄遣いさせるだけでなく、重篤な副作用に発展する。日本では江戸時代から漢方薬は用いられてきたが、その薬害について、情報化社会以前の状況は定かでない。

漢方薬には多かれ少なかれ、副作用がついて回る。漢方薬を使わないほうがむしろよいときもある。たとえば、薬を飲めば六日、薬を飲まなくても安静にしていれば同じくらいの日数で治るような病気のときには薬を使う意味がない。

また、古来からの煎じ薬の場合、生薬の取捨選択ができる。しかし漢方エキス製剤の場合は、不要な成分だけを取り除くということができない。このことから、小柴胡湯エキス製剤のような取り返しのつかない死亡例を出したのである。

石原明氏は『漢方』（中央公論社、一九六三年）のなかで、次のように述べている。

「現在、漢方への関心が高まったとはいえ、全国四十六の医科大学のうち、わずか二、三の大学が、しかも特別講義としてか、あるいは医学の歴史の一部として教えているにすぎないのが現状である。だから、医師としては、独学か、あるいは個人指導をうけるほかに習得の機会が少ない。その結果、現在約九万人の医師の資格取得者のうちで、正しい漢方治療をおこなうことのできる専門家はわずか百名たらずであり、現代医学の教養の上で、湯液・針灸の、漢方の両面にわたって治療できる医師は三十名前後しかいない」

四四年前でさえ、湯液治療のできる医者は約三〇名しかいなかった。今では何人いるかわからない。湯液治療なら副作用の出現率も確実に下がる。

漢方薬は二週間試して効果がなければ、ほかの薬に替えるべきである。だが、漫然として長期投与する医者がいるので副作用が現れ、死亡例まで出した。薬の副作用は、使用量や頻度が高いほど出現率も高くなる。小柴胡湯はこれにあてはまるのである。医者も患者も薬害を念頭におかなかったために、これを見逃したことを如実に物語っている。

こうしてみると、漢方エキス製剤の有効性や安全性、有用性について、あらためて厳密に科学的な根拠に基づく二重盲検法を行わなければならないことは明らかである。しかし、基礎と臨床の両面において、混合生薬からなる漢方エキス製剤の薬効試験を行うことは容易ではない。

漢方エキス製剤の二重盲検法——効かない薬

漢方エキス製剤は、中央薬事審議会の諮問も受けずに健康保険の適用となった。そして、二重盲検法を行う必要に迫られている。今まで漢方薬の効果について検討した論文は、断片的なものが多い。そのなかで、『科学朝日』(一九九二年四月号)に載っている、高橋晄正氏の「効かない漢方薬」という論文は興味深い。

この論文には、一九七九年から八四年までの間に、科学技術庁が三億五、〇〇〇万円の研究費を捻出して研究させた、「東洋医学の科学的実証」の一部を紹介している。

二重盲検法に使った漢方エキス製剤は、次の三群にわけられている。どれも種々の作用があるが、共通するのは不眠、めまいや神経症に効果があるとされる点である。

一、桂枝茯苓丸《けいしぶくりょうがん》と黄連解毒湯《おうれんげどくとう》

二、当帰芍薬散《とうきしゃくやくさん》と人参

三、加味逍遥散《かみしょうようさん》

不定愁訴症候群の改善率をみると、三群の試験薬で六九から七三％であった。そしてそれぞれの群での対照薬でも、六六から七四％有効であった。また悪化率は試験薬で三から一二％に対し、それぞれの対照薬でも二から一四％で、差はみられない。この結果は、各試験薬ともにその有効性が対照薬と同じ程度を示している。対照薬の成分は、一〇分の一試験薬を含んでいる。

二重盲検法の結果をみても、プラセボや自然治癒力がいかに大きいかをうかがい知ることができる。漢方エキス製剤の薬効とはいったいどれほどのものなのか。読者の正しい判断に委ね、ここで筆を置くことにする。

参考文献

Anthony T. Tu（杜祖健）編著『毒物・中毒用語辞典』化学同人（二〇〇五年）
吉田荘人『中国名医列伝』中央公論新社、電子文庫パブリ（二〇〇〇年）
高橋晄正『漢方の認識』日本放送出版協会（一九六九年）
高橋晄正『漢方薬は危ない』経済界（一九九二年）
細谷英吉『漢方の科学』講談社（一九九二年）
木下繁太朗『漢方ものしり百科』三笠書房（一九九一年）
大塚恭男『東洋医学』岩波書店（一九九六年）
小高修司『中国医学のひみつ』講談社（一九九一年）
横山泉、鈴木睦子、横山巌『〝薬〟常識のウソ』青春出版社（一九八〇年）
平澤正夫『あぶない薬』三一書房（一九八四年）
高橋晄正、平沢正夫『どんな薬が安全か』ベストセラーズ（一九七六年）
高橋晄正、平沢正夫『薬・この危険な副作用』ベストセラーズ（一九七二年）
福島茂『上海の老人医療』朝日ソノラマ刊（一九九三年）
砂原茂一『薬　その安全性』岩波書店（一九七六年）
石原明『漢方』中公新書（一九六三年）

日経メディカル開発編集部『日経メディカル』別冊付録（二〇〇五年一〇月号）
日経メディカル開発編集部『日経メディカル』別冊付録（二〇〇六年五月号）
日本薬剤師研修センター『漢方薬・生薬薬剤師講座テキスト全集』（二〇〇〇年）
日本サプリメント協会『サプリメント健康バイブル』小学館（二〇〇四年）

あとがき

私は、患者に必要のない薬を投与しない。この治療方針は、医者になったときから実行している。一人ひとりの病状や体格、年齢などを考えて、薬を適量に投与する。注射も必要なときにしかしない。たとえ患者から薬や注射を余分に求められても、必要がなければ応じない。幼いころから薬に囲まれ育ったため、薬には敏感になってしまったのである。

中国へ単身赴任している会社重役Ｍ氏が、上海から京都へ一時帰ってきた。高血圧症や腰痛症などの持病でＫ大病院受診中の妻に、阿膠《あきょう》ドリンクを買ってきた。妻は担当医に相談したが、飲まないほうがよいといわれた。Ｍ氏はこの高価な薬をどうしても飲ませたい。そこで知人の医師を介し、阿膠ドリンクと健康手帳を添えて、私の意見を求めてきた。

よく見ると、小さなびんに詰められたドリンクには、阿膠のほか人参など数種の生薬が混合している。朝鮮人参は血圧上昇、肝機能障害などの副作用が心配される。担当医が併用に同意しなかったのももっともである。

あれこれ説明する代わりに、本書の「台湾での中医薬による被害」の原稿をコピーして渡した。原稿を熟読したM氏は、ドリンクを飲ませるのを思いとどまった。本書での私の主張が、患者の役に立ったわけである。

私が漢方薬の問題に関心をもったのは、上海医科大学の客員教授に就任していたころである。当時の私は、上海を訪問するたびに医学の分野で新しい発見に出会うのが楽しみであった。一九九五年の初頭、文化交流の一環として蘇州医学院で講演する機会を得た。蘇州医学院は最新の医療設備を擁し、学内に江蘇省血液研究所を併設するほど、血液学の研究では権威ある医学校として知られている。講演に先だって、附属第一病院の副院長が私に、

「先生は中医薬をよく使われるかどうかわかりませんが、ここにいる外科系の五人の教授のうち、もっとも年輩の先生を除いては中医薬をあまり使いません」

と話してくれた。

日本を訪れる中国の医学者が、中医薬の是非について忌憚のない考えを述べるのは珍しいことではないが、本国でこのような言葉を聞いていささか驚いた。

中国では、若い世代の医者が西洋医薬を好んで使う傾向にある。西洋医薬は治療効果がすぐ現れるので、治療期間や入院期間が短縮され、経済的効率がよいためらしい。日本の場合、少

なくとも外科系の医者はあまり漢方薬を使わない。

ところが、福島茂氏は『上海の老人医療』のなかで、

「日本では、一九七六年（昭和五十一年）に漢方エキス剤が保険でも使えることになってから、中医学への関心が高まってきている。多くの病院や開業医院が漢方エキス剤を常備して、いまでは、東京都内の病院の九二％が漢方治療を行い、全国の約七〇％の医師がエキス剤を使用しているともいわれるほど漢方薬が静かなブームとなっており、古来からの自然薬が見直されている」

と記している。

一方、『漢方の臨床』（一九九四年一二月号、東亜医学協会刊）では、伊藤清夫氏が「漢方というもの」のなかで次のように述べている。

「本来西洋医学的治療が明治以来主流である日本の医療界の中で、漢方が占める割合は数パーセントにすぎない。いわゆる漢方といっても、薬局で扱う漢方薬から、健保診療で扱うエキス製剤による治療まで段階があるが、その大半はエキス製剤による治療である。漢方本来の本式の漢方診療・診断で、湯液治療を行っている医者は、寥々たるものになった」

両氏が挙げている漢方薬を用いる割合には、かなりの開きがある。実際は世間で称揚するほど、漢方薬の使用頻度は高くないようである。薬問屋の話によれば、漢方薬の売上高は全医薬

品の約一％にとどまっている。

薬には副作用が付きもので、西洋医薬の場合は一般にもよく知られているが、漢方薬については認識が希薄である。したがって、副作用を念頭に置いたうえであらゆる薬を厳密に選択することが必要になる。医療の現場においては、副作用の少ない効験のある医薬を用いるのが肝要である。

先進国に比べ、中国は立ち遅れているといわれる。しかし近年、諸外国との文化交流が進むにつれて、医学は大きく向上した。沿海と内陸部の地域格差は大きいが、上海をはじめ沿海都市の一部の病院では、医療技術や設備ともに世界的な水準を誇る。とくに肝臓外科の領域では、直径一センチの早期がんを診断し、治療後の五年生存率は七〇％と、世界一の成果を上げている。ほかに切断肢再接合手術、広範囲熱傷治療も、日本や欧米の追随を許さず、高い評価を得ている。

将来に向けて、経済の発展もさることながら、中国全域により充実した、世界に誇れる西洋医学が普及するのを期待している。

本書を書くきっかけを与えてくださった杜《と》祖《そ》健《けん》博士と、執筆にあたって助言をいただいた化学同人編集部津留貴彰氏らの御厚情に深く感謝したい。
最後に、この一篇を記して孫悠斗の六歳の誕生日を祝う。

二〇〇七年三月吉日

吉田　荘人

●付録　漢方略年表

年代	3000〜1000（紀元前）			1000〜500（紀元前）	500〜300（紀元前）	200（紀元前）	200〜0（紀元前）	0（紀元後）	0〜200（紀元後）	200（紀元後）	300〜400（紀元後）
中国（時代）	黄河文明	殷	周	春秋時代	戦国時代	秦	前漢	新	後漢	三国時代	西晋→五胡十六国
中国（人物）				伊尹・医緩・医和 医竘・文摯	長桑君・扁鵲		淳于意		華佗 張仲景『傷寒論』		
日本	縄文時代						弥生時代		邪馬台国		古墳時代

年代目盛：3000　2000　1000　900　800　700　600　500　400　300　200　100　0（紀元前／紀元後）　100　200　300　400

2000 1900 1800 1700 1600 1500 1400 1300 1200 1100 1000 900 800 700 600 5

中華人民共和国 | 中華民国 | 清 | 明 | 元 | 南宋 | 金 | 宋（北宋） | 五代十国 | 唐 | 隋 | 南北朝

劉完素（寒涼派）・張従正（攻下派）

李杲（補土派）・朱震亨（滋陰派）

一五七八 李時珍『本草綱目』

呉有性『温疫論』

葉桂・薛雪・呉瑭・王士雄

一八三〇 王清任『医林改錯』

中医学論争の時代

五六二 知聡『甲乙経』

恵日

古方派

〈遣唐使・遣隋使〉

月湖・田代三喜

曲直瀬道三

李朱医学

後世派

一七七四『解体新書』訳本発行

古方派復古

平成 | 昭和 | 大正 | 明治 | 江戸時代 | 安土桃山 | 室町時代 | 戦国 | 鎌倉時代 | 平安時代 | 奈良時代

2000 1900 1800 1700 1600 1500 1400 1300 1200 1100 1000 900 800 700 600 50

吉田　荘人（よしだ・そうじん）

1932 年、京都府生まれ。京都大学医学博士。京都市内の病院勤務などのかたわら、上海医科大学客員教授も務めた。専門は外科学、医学史。
著書に、『中国名医列伝』（中公新書）、『蔣介石秘話』（かもがわ出版）、『毒物・中毒用語辞典』（化学同人、分担執筆）などがある。

DOJIN 選書　006

漢方《かんぽう》読《よ》みの漢方《かんぽう》知《し》らず　西洋《せいよう》医《い》が見《み》た中国《ちゅうごく》の伝統薬《でんとうやく》

第 1 版　第 1 刷　2007 年 5 月 20 日

検印廃止

著　　者　吉田荘人
発 行 者　曽根良介
発 行 所　株式会社化学同人
600 - 8074　京都市下京区仏光寺通柳馬場西入ル
編集部　TEL：075-352-3711　FAX：075-352-0371
営業部　TEL：075-352-3373　FAX：075-351-8301
振替　01010-7-5702
http://www.kagakudojin.co.jp　webmaster@kagakudojin.co.jp
装　　幀　木村由久
印刷・製本　創栄図書印刷株式会社

ISBN978-4-7598-1306-7

DOJIN SENSHO

001

だまされる視覚
――錯視の楽しみ方

北岡明佳

目の錯覚によって起こる錯視の世界を、錯視デザインの第一人者が案内する。錯視の心理学と錯視デザインが一度にわかる、究極の錯視ガイドブック、登場！

002

似せてだます
擬態の不思議な世界

藤原晴彦

意表をつく自然の戦略、擬態。擬態とは何か、擬態のメカニズムはどこまで明らかになっているのか。昆虫から人間界まで駆け巡る、擬態の新伝説。

DOJIN SENSHO

003

なぜ人は宝くじを買うのだろう【改訂版】

——確率にひそむロマン

岸野正剛

宝くじの当選、野球の連勝、株の値上がりなど、確率のからむ現象を見ながら、思い込みや先入観の罠から解き放つ、面白くて役に立つ確率の世界へのいざない。

004

ヒューマンエラーを防ぐ知恵

——ミスはなくなるか

中田　亨

事故の発生する過程から事故の構造を捉え、ヒューマンエラー抑止の理論を考察、実践的なテクニックの一端も紹介する。もう、ヒューマンエラーは怖くない！